建设社会主义新农村书屋

城乡社区健康管理丛书

诞生幸福

专家谈生殖健康与优生

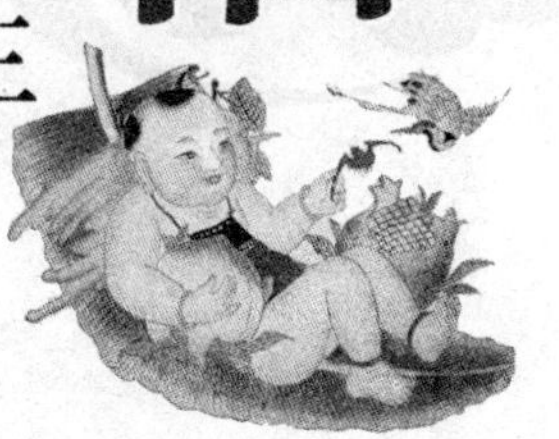

王黎娜 白莉 等编著

中国社会出版社

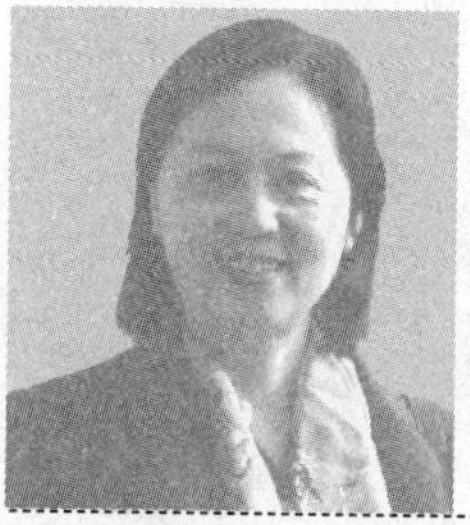

◎作者简介

王黎娜，武警总医院妇产科主任，主任医师。

中国优生科学协会理事，中国老年保健协会抗衰老专业委员会委员、全军妇产优生专业委员会副主任委员。

《中国实用妇科与产科杂志》和《武警医学杂志》编委。

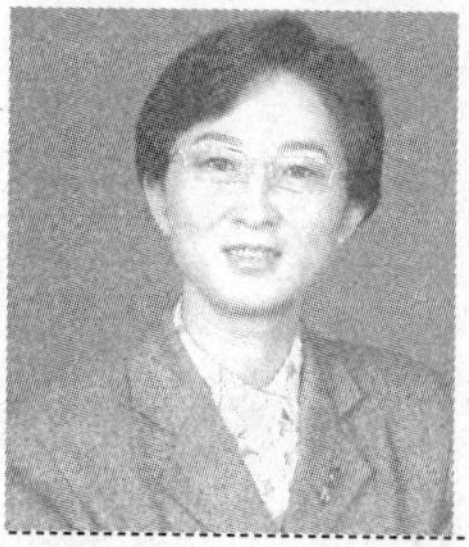

◎作者简介

白莉，国家人口计划生育委员会药具发展中心办公室主任。

中国生殖健康博览网负责人。

曾参加编写的健康科普读物及计划生育书籍有：《如何自我保健》、《助您健康长寿》、《健康是财富》、《助您走健康之路》、《计划生育词典》、《人口与计划生育实用词典》。

前言

随着现代社会的飞速发展，人们的生活水平逐步提高，医疗条件大为改善，人们对生活质量、生育健康、孕期保健等诸多领域的要求也越来越高。但是环境污染、生态失衡、孕育知识缺乏、遗传和变异、先天缺陷性疾病、性传播疾病等一系列问题还困扰着广大育龄夫妇，直接威胁到人类的生存和繁衍，影响着人口出生质量，为此，我们精心编写本书，旨在普及科学的优生优育知识，解答育龄夫妇的疑惑，保障家庭健康，创建和谐生活，提高人口素质。

本书收录了有关生殖健康、遗传与优生、孕期保健、产后母子护理常识及育儿心经，从生命的诞生——受精卵开始，详尽而系统地阐述了生命的开始、孕育、出生、护理、喂养、生长等知识，科学讲解了计划生育与优生优育的辩证关系，着重论述了“优生学”的重要性和影响优生的因素，使育龄夫妇和初为人父母的家长能参照此书，从中受益，为广泛全面地推进和提高人口的整体素质提供医学理论依据，做到服务大众、回归社会。本书以浅显易懂的文字和生动形象的话语向读者娓娓道来，具有可读性强、实用性强、针对性强的特点，可供医疗、家庭参考。

参加本书编写的都是长期从事生殖生育保健、孕产保健实际工作的专家，具体为：王黎娜（生殖生育篇、遗传与优生篇、性病传播与优生篇），白莉（生殖生育篇、遗传与优生篇、性病传播与优生篇、避孕节育篇），夏义欣、刘卫红、陈新华（孕产期保健篇），邢玲玲（生殖健康篇）。

医学知识博大精深，我们只是竭尽绵薄之力，整理出来一飨读者，希望本书能给广大读者带来帮助和裨益，书中有不足之处，请广大读者批评指正。

王黎娜

2009 年 2 月

目　录

生殖生育篇 …… 1

一、你对生殖器官知多少 …… 1

二、新生命是如何诞生的 …… 16

遗传与优生篇 …… 26

一、何谓优生 …… 26

二、遗传与变异 …… 28

三、影响优生的因素及预防 …… 38

四、婚前检查需要做 …… 41

五、为什么近亲不能结婚 …… 45

孕产期保健篇 …… 48

一、孕期咨询检查 …… 48

二、孕期保健关系母婴健康 …… 51

三、妊娠期饮食与营养 …… 55

四、高龄产妇应小心 …… 56

五、如何坐好“月子” …… 58

六、新生儿护理 …… 65

七、母乳是婴儿最好的食物 …… 70

八、辅助食品的添加 …… 72

九、产后哺乳如何保障 …… 75

十、婴幼儿生长发育及特点 …………………………… 81
十一、当合格的爸妈 ……………………………………… 105

生殖健康篇 ………………………………………… 111

一、生殖健康是人类健康的基础 ………………………… 111
二、经期保健常识 ………………………………………… 113
三、青春期性生活危害多 ………………………………… 114
四、新婚期应了解的卫生知识 …………………………… 114
五、怀孕前应了解的卫生常识 …………………………… 116

避孕节育篇 ………………………………………… 118

一、避孕节育原理及方法 ………………………………… 118
二、女用避孕药具 ………………………………………… 123
三、男用避孕药具 ………………………………………… 144
四、紧急避孕 ……………………………………………… 146
五、避孕方法选择 ………………………………………… 148
六、避孕药具使用中的问题解答 ………………………… 159

性病传播与优生篇 ………………………………… 170

一、性病的传播与危害 …………………………………… 170
二、性紊乱导致性病危及后代 …………………………… 174

附录一：病残儿医学鉴定管理办法 ……………………… 182
附录二：病残儿医学鉴定诊断标准及其父母再生育的
指导原则 ……………………………………………… 187

生殖生育篇

一、你对生殖器官知多少

人类应当了解自身世界的奥秘。了解生殖器官的构造并正确认识其生理功能，针对男女不同性别，了解人体生育生理过程，并树立正确的生育观是十分必要的。在实际生活中，往往由于对生殖器官的生理解剖了解不够，给夫妻情感、家庭幸福带来许多不应有的问题。

人类的繁殖，是生殖系统和全身各系统有节奏协调一致的连续生理过程。人的性活动是受到神经——内分泌系统特别是激素影响和作用的。它不仅是生理本能的反应，也是行为、情欲、态度和品质诸多因素综合作用的结果。也就是说，性行为的性功能本质上是生物学性质的，但精神和肉体之间的相互作用直接影响着性的反应和变化。

在生物界，人类生殖器官的进化是比较完善和复杂的。男女两性的生殖器官的解剖结构虽然不同，其功能却是相同的。

（一）男性生殖器官的结构和生理功能

就解剖学而言，男女生殖器官都可以分为两类：一类是性腺，另一类是附性器官。男女生殖器官有双重使命，既能产生生殖细胞精子、卵子，同时又有分泌性激素的作用。性激素有助于附性器官的发育，保持性的特征。附性器官的功能是参与完成性行为并孕育新的生命。

男性的生殖腺主要是睾丸、附睾、输精管、射精管、尿道、精囊腺和前列腺等。睾丸是产生精子和分泌男性激素的器官。附睾、输精管、射精管和尿道是输送管道。精囊腺和前列腺等为附属腺。外生殖器是指阴茎和阴囊。（见图1、图2）

睾丸 位于阴囊内，左右各一个，左侧比右侧稍低。每个

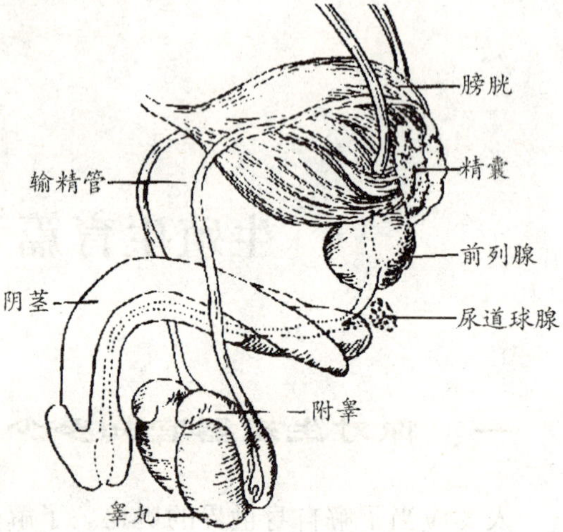

图1 男性生殖道的构成

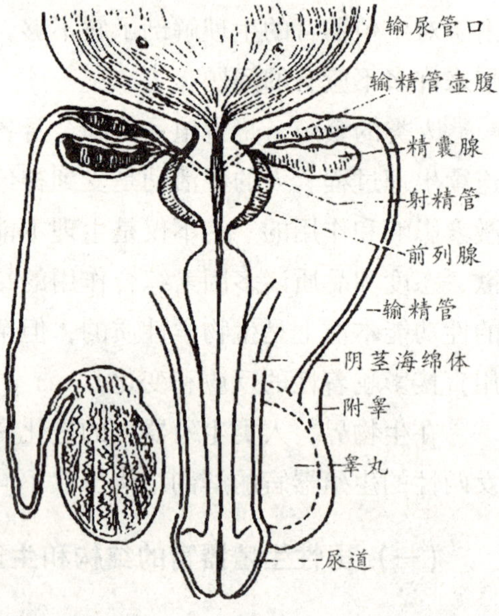

图2 男性生殖器官正面模式图

重约 10 ~ 20 克，呈椭圆形。睾丸的后侧缘与附睾相连。（见图 3、图 4）

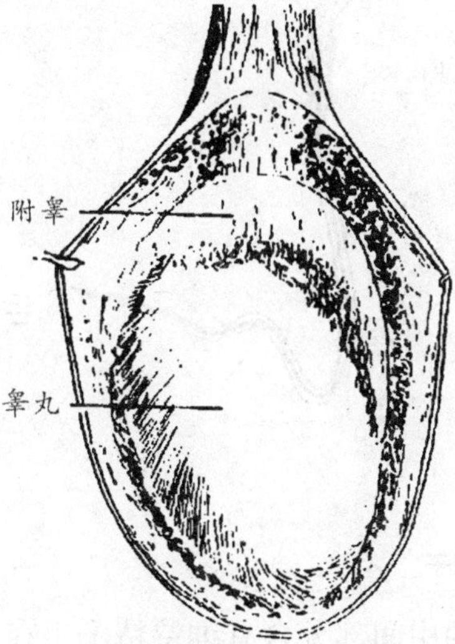

图 3　阴囊的睾丸和附睾

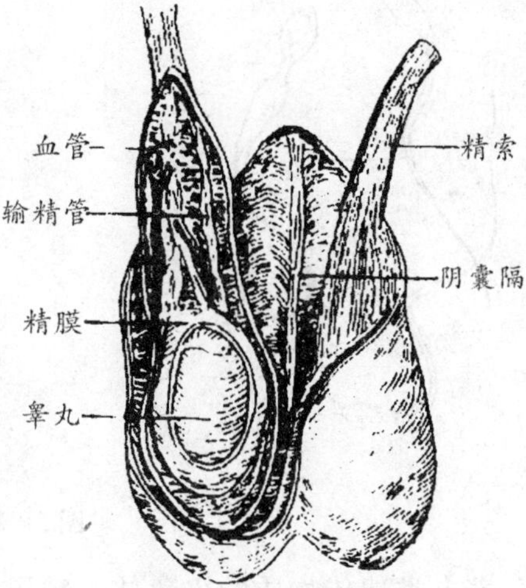

图 4　阴囊里的睾丸

睾丸内有三种主要细胞：其一为生殖细胞，从青春期开始，能逐步演变成精子；其二是支持细胞，有支持和营养生殖细胞的功能；其三为间质细胞，它的主要功能是分泌雄性激素——睾丸酮，这是促进男性生殖器官发育，保持生育能力不可缺少的物质，也是激发男性第二特征，声音变粗、胡须生长、喉结突出等变化的基本物质。人体每克睾丸组织每天至少产生 1000 万个精子。假定每侧睾丸重 15 克，则每日两侧睾丸至少能产生 3 亿多个精子。

人类成熟的精子形态结构为蝌蚪状（见图 5）。其头部呈椭圆形，尖端称顶体，含有特殊的酶。当遇到卵子时，顶体内部的酶即释放出来，能将卵子的外膜溶解，以便能帮助精子顺利进入卵细胞。精子头部膨胀部分是精子的细胞核，核内携带

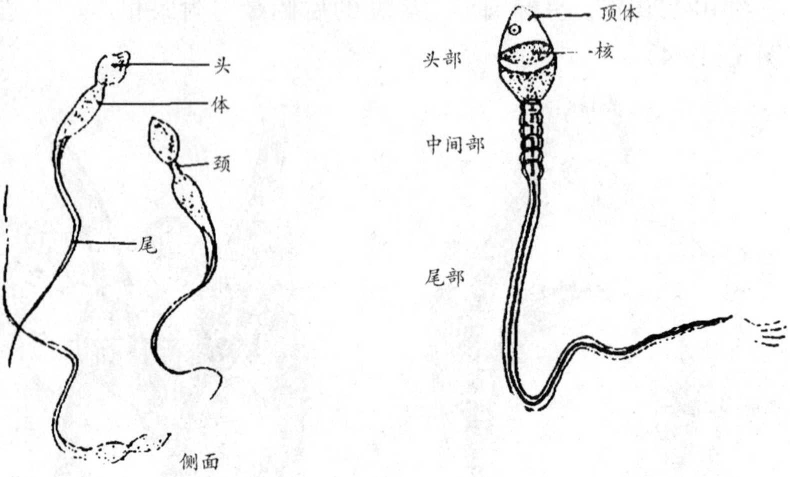

图5　精子

着人类遗传物质的染色体。精子的中间部分含有维持精子生存的必需物质，尾部含有一些蛋白质。精子利用尾部的摆动来实现运动功能，达到与卵子会合。

附睾　贴附在睾丸后缘，有十几根输出小管和一条附睾管组成。附睾是精子继续发育成熟和贮藏的地方，并能分泌少量的液体。这些液体通过附睾一定的收缩能力才使贮藏着的精子适时地向外排出。精子如无机会通过射精或遗精排出，附睾本身也能吸收一部分，以防止精子储积过多。

输精管　输精管从附睾的尾部开始，一直通到射精管，一般隔着阴囊就能触及。男性绝育做输精管结扎手术就在此段。这一段继续延长向上，随着精索穿过腹股沟管沿着盆腔内的后壁，绕过膀胱，在接近前列腺的部位处，输精管变形膨大起来，如同织布梭子的形状，解剖学上称谓输精管壶腹部。壶腹末尾部又变得狭小，与旁边的精囊腺的排泄管连在一起，形成射精管穿入前列腺，而前列腺只有一个，形状与栗子很相似，中间有尿道穿过。

输精管是输送精子的通道，它的壶腹部有贮存精子的作用。当性交高潮射精的瞬间，输精管就会出现一种有力、协调、有节奏的收缩，迅速将精子送到射精管。射精管帮助精液射出。

射精管 射精管管壁厚而富有弹性，有着极强的收缩能力，来完成射精动作。射精管开口极小，可加大压力，使射精有力，另一特殊作用是，当精液在挤出射精管开口部位时，会出现神经反射性快感。

精囊 这个名称往往容易被人误解为其有储存精子或有产生精子的作用，其实这两个功能它都不具备。精囊腺是它的完整名称，外形呈长囊状。精囊腺的主要功能是分泌一种黏稠的液体，是组成精液的主要成分，占每次射精精液总量的50%～80%，精囊液中有两类主要成分：一类属于果糖，是营养价值极高的物质，是精子的必需营养物质。第二类是酶类物质，称作凝固酶或凝固因子，其作用对受孕十分重要，性交时精液射入女性阴道，为防止从阴道流出，并能保持一定时间的凝固，使精液在生殖道内存留，就要靠这种凝固酶的作用。

前列腺 它也有分泌液体的功能，为前列腺液，是一种乳白色浆液，也是精液组成成分之一，排泄时进入尿道。每次射精，前列腺液占总精液量的13%～32%，比精囊液要先射出。前列腺液也具有营养和帮助精子活动的作用，并含有一种液化因子，属于酶类物质，使进入生殖道深部的精液再度液化，让精子从凝固的环境中解脱出来，在精液中自由活动并尽量前进。前列腺液的液化因子与精囊液中的凝固因子看起来相拮抗，而实际上配合默契，一前一后在不同时间内发挥各自的优势，保持了生育功能的完整性。老年前列腺的功能一般退化，由于腺体内结缔组织增生，往往会出现病理性肥大，压迫尿道，出现尿不尽和淋漓。有人认为肥大的原因与遗传和性交过少有一定关系。

尿道　阴茎不仅是男子性交的器官，也是尿路经过的通道，尿道有排尿和排精的功能。尿液和精液都要经过这个途径排出。成年男性尿道，从膀胱的尿道内口至阴茎头的尿道外口，全长 17～20 厘米。尿道球部有尿道腺分泌的液体也参与精液的组成。性交勃起时，分泌的腺液先溢出尿道外口，润滑着阴茎头部，有助于顺利性交。

阴茎　是性交时男性的主要器官，由三条能勃起的长柱状海绵体样的组织构成。一条称为尿道海绵体，其中间有尿道通过；另两条在它的背侧部平行，称作阴茎海绵体。尿道海绵体前端膨大，形成阴茎头，后端膨大处称为尿道球，两个阴茎海绵体前端缩小，恰好套入阴茎头内。三个海绵体周围有较厚的精膜包绕。阴茎海绵体后端两相分开，固定附着在耻骨和坐骨上。海绵体肌属于“半随意肌”，当性高潮时可产生节律性收缩，并能使海绵体内压力升高。（见图 6、图 7）

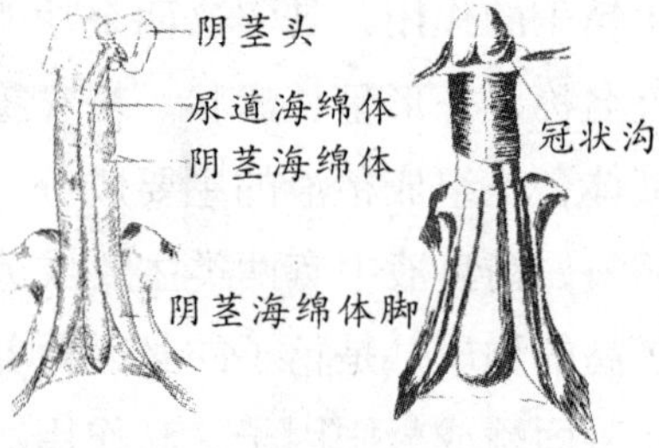

图 6　阴茎的结构

阴茎海绵体　为一种较松软的组织，海绵体内血管丛生，阴茎勃起就是由于海绵体内血管充血的结果，产生勃起是受神经控制的。随着动脉的扩张，血流进入海绵状组织中的窦状空隙中，液压增高形成阴茎体积胀大、坚硬。当动脉血液的速度与静脉血回流速度相等，达到平衡状态，勃起则得以维持。

射精后，阴茎内动脉收缩，血流减少，静脉回流增加，海绵体变软，阴茎又恢复了原状。

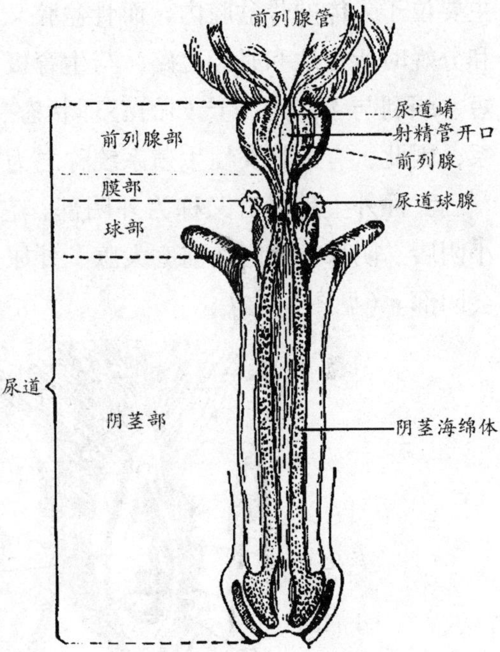

图7　尿道脊与射精管开口

阴茎与女性阴蒂功能一样，是性的敏感点，起着受体和生理上的放大器的作用。性快感的焦点往往局限在阴茎，阴茎表层密布着丰富的感觉神经，对机械刺激十分敏感。阴茎充血勃起时，除本身的感受刺激放大外，性交中连续的触觉、压觉及温度觉也发挥着放大的作用。阴茎外来的作用会同本身的感觉刺激，通过大脑皮层的反射而最终出现射精。

（二）女性生殖器官的结构和生理功能

女性生殖器官的解剖结构及生理功能比起男性要复杂得多，一生中随着年龄的变化，经过发育、成熟和衰老三个时期，女性的生殖器官在功能上的变化要比男性大得多。女性生殖器官可分为盆骨、内生殖器官、外生殖器官。女性生殖器官主要位于人体的骨盆腔内，而骨盆腔又是胎儿在母体内分娩前和分娩时所在地和必经之路，与生育极为密切。分娩时产程长短、顺利与否，与孕产妇的心理状态、生殖器构造有直接关系，因此，有人将女性生殖系统称之为“人类生命的摇篮”。

女性外生殖器官又称为外阴部，它包括有阴阜、大阴唇、小阴唇、阴蒂、前庭、前庭大腺、外尿道、阴道口、处女膜和会阴部。(见图8)

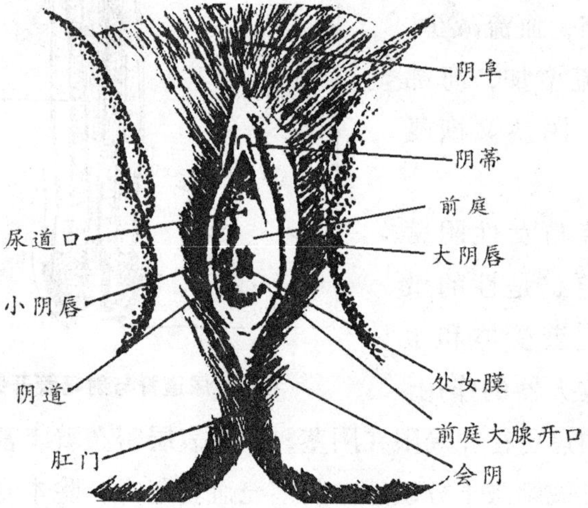

图8　女性外生殖器

阴阜　位于耻骨联合的前方，由皮肤和很厚的脂肪层组成。上连着股壁，下与大阴唇相连。女子成年以后，阴阜的皮肤阴毛丛生。

大阴唇　是外阴两侧的长圆形的突起，实际是一对皮肤皱襞。大阴唇外面长有阴毛，大阴唇皮下含有多量的脂肪和弹性纤维，并有丰富的静脉丛。各种原因造成的大阴唇部位外伤，易形成血肿。分娩以后，两侧的大阴唇分开，而绝经期以后的妇女，大阴唇萎缩。

小阴唇 位于大阴唇内侧，为左右各一的一对皱襞，大小因人而异，柔软，表面湿润。小阴唇黏膜下有丰富的神经分布，所以感觉十分敏锐。

阴蒂 阴蒂是一个长椭圆的小器官，末端为一个圆头，在两侧小阴唇上联合部位的下方。女性阴蒂相当于男子的阴茎，有丰富的游离神经末梢，所以感觉更为敏感，是女性的性感受体和传感器。阴蒂有丰富的静脉丛，受伤后容易出血。

尿道口 两侧小阴唇之间的一个区域称为前庭。前庭的前方有尿道口，后方有阴道口。尿道口是一个不规则的椭圆形小孔，尿液由此排出。还有一对腺体，称为尿道旁腺，开口于尿道口后壁。尿道旁腺内常常是细菌潜伏的地方。当细菌由此向上进入尿道时就会引起尿路感染，这也是妇女容易发生尿路感染的原因之一。

前庭大腺 位于阴唇后部，约黄豆粒大小，左右各一。腺管细长约1~2厘米，向内侧开口于前庭后部小阴唇与处女膜之间的沟内，性兴奋时，分泌黏液起润滑阴道的作用。若腺管闭塞可形成前庭大腺囊肿。

处女膜 是小阴唇内侧正中部位环绕阴道口的一个环状黏膜组织。正常处女膜中央有一个裂口。处女膜孔的大小、薄厚因人而异，形状呈圆形、椭圆形、锯齿形或半月形，个别也有膈形孔和筛形孔，即两个小孔上下或并列成几个小孔。（见图9）

处女膜的作用是可防止外界不洁的东西进入阴道。有人认为，由于青春期前，卵巢所分泌的雌性激素较少，阴道黏膜薄、皱褶少、酸度偏低、抗菌能力差，处女膜有保护作用。随着卵巢的逐渐发育，体内的雌性激素开始增多，处女膜的完善

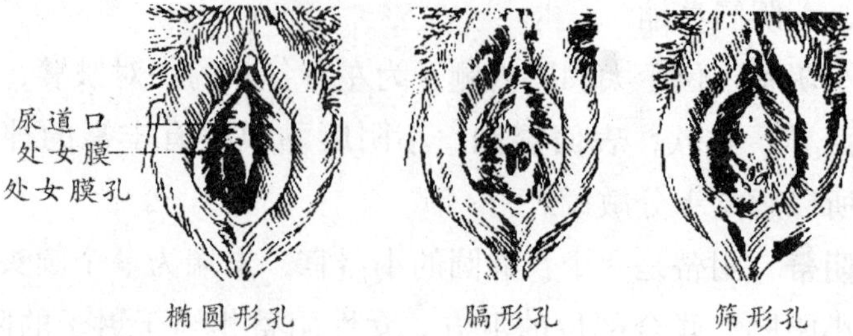

图9　处女的处女膜

与否关系也就不大了。如处女膜闭锁，月经来潮不能排出，如不及时切开处女膜将会造成严重不良后果。

初次性交，处女膜破裂，常有少量出血和疼痛，也有个别的人处女膜弹性强，处女膜孔大，男性性交时动作不粗暴，未必一定出现性交疼痛和处女膜破裂出血，临床上也能遇到已有几年性生活而处女膜完整无损的妇女。同样，一个处女，婚前由于剧烈运动或有过一些大跨越动作，如骑车颠簸、摔倒、双腿急骤被扯拉分开等情况，都可能造成处女膜的破裂，绝不能因此而认为她不是处女。可以说，处女和处女膜是两个不同含义的名称，不应视为等同的概念。由于人们受封建思想意识的影响，往往以处女膜破与不破作为鉴别处女的标志，是极不妥当的。

女性内生殖器由下面器官组成：阴道、子宫颈、子宫、输卵管和卵巢。（见图10）

阴道　是连接子宫的外阴部的管状器官，成年人一般约有8~12厘米长。阴道壁呈粉红色，有许多皱褶，平时前后壁贴在一起，子宫颈口露出的部位正是阴道的顶端。阴道的左邻右舍为：前有尿道、膀胱，后有直肠。分娩时，产科医生可通过

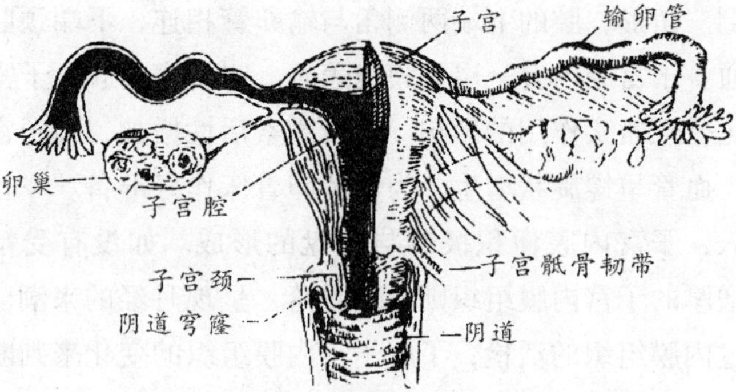

图10 女性内生殖器

肛门指诊检查摸出子宫口开大几指，从而判定产程。阴道的主要功能为：排出经血，胎儿分娩的通道，性交的主要器官。

阴道壁 由外向内分为黏膜层、肌层和纤维组织。黏膜受性激素影响有周期性变化，生育年龄女性阴道黏膜有许多横形皱襞，有较大的伸展性。肌层由内环和外环两层平滑肌构成，纤维组织膜与肌层紧密贴在一起，分娩时，收缩和扩张能力较强，可适应胎儿通过。

子宫颈 是子宫伸入阴道的一部分。子宫颈口是精子射入女性内生殖器的入口，也是女性月经经血流出的出口。在子宫颈口与子宫腔之间是一个管状连接。管腔内含有一种能分泌大量黏液的腺细胞。由于人体激素的作用，这种分泌液的性状各个时期都不相同：在卵巢排卵前夕和排卵期分泌较稀薄。月经周期的其他时期分泌物较为黏稠，形成一种天然的封闭宫颈口的黏液塞。

子宫 形状酷似一个倒置的鸭梨，是一个肌性的有腔器官，壁厚。成年人的子宫长约 8 厘米、宽约 5 厘米、厚约 3 厘米，与阴道紧紧相连。子宫颈的一半露在阴道的顶端。子宫的腔呈倒三角形，腔的上端两侧角与输卵管相连，下端颈腔与阴道相通。子宫腔内有一层黏膜覆盖着，叫子宫内膜。子宫内膜的变化受性激素作用的影响。当雌激素活性增加，则子宫内膜增厚，血管呈螺旋状增生，为受精卵着床作好准备。一旦受精卵植入，子宫内膜便积极参与胎盘的形成。如没有受精卵植入，增厚的子宫内膜组织则自然脱落，呈现月经的来潮。临床上通过内膜组织的活检，了解子宫内膜组织的变化来判断卵巢排卵情况和卵巢功能。

输卵管　是连接在子宫两侧的管道，每条输卵管约长 8～14 厘米。输卵管的远端开口接近卵巢，形状如伞，有许多指状突起，有“拾卵”作用，当卵巢排出卵子后，输卵管伞部巧妙地将卵子自如地抓住，送入输卵管，输卵管通常是卵子和精子相遇受精的地方，靠管内的纤毛运动伴随肌层的蠕动，再将受精卵送至子宫腔。

卵巢　成扁椭圆形，约长 3 厘米、宽 1.5 厘米，借助卵巢系膜系于输卵管与子宫之间，左右各一个卵巢是女性生殖腺，有分泌激素和产生卵子的作用。月经虽然来自子宫内膜周期性变化、脱落而发生的子宫出血，但子宫内膜周期性变化是直接受卵巢周期性分泌的雌性激素与孕激素所控制的。

卵巢的周期性变化有如下三个阶段：

卵泡的发育及成熟。新生儿卵巢内为始基卵泡，青春期卵泡发育成熟的过程则依赖垂体促性腺激素的刺激。一般每月只有一个优势卵泡成熟并排出卵子。

排卵。随着卵泡的发育成熟，卵泡液激增，突破卵泡排出，排卵在月经来潮后 10 天～14 天。

黄体的形成与退化。排卵后，卵泡壁塌陷形成皱襞，卵泡内膜血管结缔组织增生，周围包绕卵泡外膜，共同形成黄体。当血管侵入颗粒细胞层，颗粒细胞增大，泡浆内含有黄色的类脂质，称颗粒黄体细胞，卵泡内膜细胞也增大称卵泡膜黄体细胞，形成黄体能够分泌雌性激素和孕激素。排卵后七天，相当于月经周期第22天左右黄体发育达最高峰，称成熟黄体。如未受精，黄体萎缩，子宫内膜脱落，月经来潮。如双侧卵巢切除，月经则不再出现。妇女在45岁左右由于卵巢对腺垂体促性腺激素反应性降低，卵泡停止发育，卵巢对雌激素、孕激素分泌减少，子宫内膜不再呈现周期性变化，从此不再来月经——绝经。因此，子宫内膜在月经周期一系列变化，是卵巢、腺垂体、丘脑下部分泌的许多激素相互作用的结果。

（三）性生理反应有哪些过程

为了说明性生理反应的规律，医学上将生理与心理的一些变化大体划分为四个阶段，即兴奋期、持续期、高潮期和消退期。

1. 兴奋期

男女双方兴奋期的出现，是由于受到精神方面的变化和身体上的接触而引起生理上和心理上对性交的需求。这是性交前的准备阶段，性医学中称之为“性唤起”。各种外来的刺激，如视觉、听觉和气味都可以引起“性唤起”。最易引起性兴奋的是身体动情区的接触。进入兴奋期的快慢是不一样的，有时短暂的刺激即可引起性兴奋并进入持续期，有时则性兴奋期的开始很缓慢。

男性兴奋期以阴茎勃起为主要特征。阴茎是男性性交时最敏感的部位，突然发生的外来非性刺激，可以使阴茎勃起消退，有时甚至失去再度勃起的能力。在兴奋期，由于提睾肌和精索的收缩，使睾丸向会阴底部牵拉，血管充血和阴囊的收缩使阴囊壁厚而紧。

女性兴奋期的特征表现为阴道润滑，学者们认为这是由于阴道血管充血所致。女性对性刺激的生理表现，使阴道产生润滑作用。实验室观察可见，性刺激后30秒钟左右，阴道口就会产生一些滴状黏液性渗出物，散布在阴道壁上。随阴道性紧张增加，滴状渗出物融合而形成一层光亮润滑的被膜，为性交作好了准备。性兴奋期，阴道内2/3处于扩张状态，阴道血管充血，同时出现大阴唇逐渐伸展、阴蒂增大、乳头竖起等一些生理性变化。

男性进入兴奋期较快，只需几秒钟。女性则较慢，至少需要十几秒钟或更长时间。

2. 持续期

这期间是指男性阴茎进入女性阴道，通过持续的性交动作，即将达到性高潮阶段。这时的性紧张度持续稳定在较高的水平上，如果刺激继续并进一步加强，将使兴奋达到相当高度。

性高潮的到来处于一触即发的状态，持续时间的长短因人而异，男女差别也很大。

男性在持续期，阴茎头冠的直径增加，龟头颜色加深。来自尿道球腺的少量黏液，由尿道口流出，其中有时夹杂少量活动的精子，这是采取体外射精避孕失败的主要原因。如果男性在性交时，没有持续期或持续期极短，阴茎刚一接触阴道就出现射精，即称为早泄，属于性功能不正常。

女性在持续期，阴道和大阴唇充血，肌肉紧张，阴蒂向耻骨联合部分退缩，形成一个平台，称为阴道的高潮平台。在此期间，宫颈的阴道平面略低于阴道口。由于阴道高潮平台的作用，有助于精液保留在阴道内。子宫的高抬，也便于精液聚集成池。当兴奋高潮进入消退期，抬高的子宫恢复原位，宫颈恰好落入精液池内，利于精子接近宫口，进入子宫。在持续期，女性乳房有胀大现象。无授乳史的妇女，有时可增大 20% 左右。兴奋期乳晕充血，乳头竖起。

3. 性高潮期

性高潮期主要指男女通过性交获得快感而达到高潮的阶段。在性反应的持续阶段，一旦达到高潮值水平，就会通过神经的反射作用发出性高潮的到来信号，但目前对于性高潮的特异的神经生理机制尚不能十分清楚。

男性的性高潮时，由于附性器官的一系列收缩，使精液汇集于尿道前列腺部，出现射精的反射活动。

精液来自前列腺、精囊腺和输精管。在射精前的瞬间，男性体会到一种射精不可避免的感觉。尽管射精只有几秒钟，一旦射精，膀胱内括约肌收缩密闭以防止逆行射精或与尿液混合。同时，前列腺、会阴部的肌肉和阴蒂体一起收缩，有节律地动作，共同完成射精活动。男性性高潮一旦在附性器官的收缩发动之后，就难以自控，只能将精液射出为止。

女性性高潮出现之前的几秒钟，环绕在阴道外 1/3 的肌肉（性交平台）开始收缩之后，出现一系列有节律的收缩，一般 5～8 次。有的女性肛门括约肌也同时收缩。女性在短期内有多次性高潮的重复感受。阴蒂是女性性器官最敏感区，是性快感的起动器和感受器。

在性兴奋期和高潮期，不仅生殖器官有变化，全身其他部位也有一系列的改变。如呼吸加快，心率加速，血压有一定的增高，全身肌肉紧张和收缩等。

4. 性消退期

是性兴奋减弱直至消退的过程。男性表现在阴茎由勃起转为软缩，女性是随着骨盆充血作用的缓慢消失，性高潮平台也就消失而逐步恢复到性高潮以前状态。但女性具有多次性高潮的潜在能力，而男性在射精后立即呈现不应期。这种不应期一般可持续数分钟或更长时间。不应期的长短因人而异，就一个人来说，在不同时间和不同年龄也有很大差异。因此性交的频率次数应以身体素质、工作学习、客观环境等情况的不同来考虑，一般以性交后次日不感到疲劳为原则。性生活过度或疏远性生活，对夫妻感情和心理都会产生不利影响。

总之，性行为不能随心所欲。了解了性反应周期的生理变化，有利于控制自己的性行为，讲求性道德，为夫妻之间性生活和谐、身心健康、家庭和睦打下基础。

科学技术的进步和文化素质的提高，可以使人类了解并能够主宰自己，实行健康的性行为和生育行为。那种盲目多生和性行为紊乱的现象，是可以通过对性生理和生育心理的指导而逐步得到改变的。

二、新生命是如何诞生的

一切生物都因世代遗传、变异、繁殖得以进化和发展。繁衍后代，延续种族，可以说是一切生物普遍具有的规律。人类是动物界中高级的种类，不仅有一般动物所具有的生殖器官、求偶本能和生理反射现象，更重要的是因为人是有思维、有情感、有丰富语言表达能力的。人类的两性结合，不同于低级动物只是单一的两性交配繁衍后代，而是随着社会的发展和进步，建立在生理基础上的婚姻关系。从本质上讲，这是人与人的关系，是社会关系的特定形式。以婚姻为基础的家庭，在社会生活中担负着许多重要的职能。其中重要的一点是通过两性结合，生儿育女，繁衍后代。

如何使生育者具有一种健康的心理状态，是一个十分重要的研究课题。因为它关系着后代繁衍，也影响着家庭的和睦与幸福。

生育生理过程和心理反应，既属生理学的领域，又涉及心理学领域。有人从广义上提出，应从生理心理学展开研究，因为生物学、生理学、心理学三者有着极为密切的关系，生理心理学要接触到心身关系、心脑关系、心物关系，而生育都离不开上述关系。

（一）受精——新生命的诞生过程

生育是人类的本能，性是繁衍进化的基础。人类由于性别的差异和性的特征、性的能力，促进了人在社会活动中的男女结合。通过婚姻建立起家庭，使种族得以延续和发展。了解生育的生理过程则是人类掌握自身的一把钥匙。

当成熟的卵细胞和成熟的精细胞，通过男女两性的结合，不管双方主观上愿意与否，都存在着一个第二代新生命诞生的可能性。如果条件适合，精子和卵子就会相遇而成为受精卵。

当受精卵在母体子宫着床，发育成为胚胎，则称之为怀孕。一般情况下，因为卵子受精的确切时间不好计算，临床上常以末次月经第一天的时间算起，以28天为一个妊娠月。十个妊娠月共计280天，这就是人们常说的“十月怀胎”，这期间，胚胎在母体内不断发育成长，直至分娩。

受精是指精子和卵子相结合的过程，当一个精子与卵子结合而成为一个受精卵时，一个新的生命活动细胞就诞生了。性交时，男子一次排出的精液约有2~6毫升，含有精子2~6亿个左右。精液在阴道内多数存积于阴道的后穹隆部位。精子除依靠自身尾部摆动而前进外，还靠女性生殖道平滑肌的收缩和纤毛的摆动前进。人的精子运动速度约为每分钟2~3毫米。在输卵管结扎手术中发现，性交后30分钟，即可在输卵管发现精子，并非所有精子都能到达输卵管。缺乏运动能力或运动能力差的精子，很难穿过宫颈黏液，到达输卵管。

与精子相比，卵子的运行是被动的。卵巢排卵时，卵子突破卵泡排出后几分钟，就能被输卵管的伞端捕捉，输送到输卵管的腹腔口，通过输卵管内的纤毛摆动，迅速将卵子输送到输卵管的一个较宽阔的地带——壶腹部。卵子在此一般能停留2天。

精子和卵子都是通过输卵管向前运行，如果是在同一时期同一输卵管内，精子和卵子会以相对的方向运行，最终使它们相遇而结合。这在生理上是一个十分奇妙的现象。促进精子和卵子相遇的因素，有性激素的作用也有宫颈黏液的作用。宫颈黏液在性激素的作用下不仅能改变酸碱度，以保持精子的运动能力，还能发生周期性变化，有利于精子穿过宫颈黏液。在阴道的酸性环境作用下，一部分精子夭折，另一部分精子进入宫颈和输卵管，这也是优生学中天然的优选过程。经过宫腔和输卵管碱性环境的检验，部分精子保持了运动能力。大约有 1% ~5% 的精子能到达宫腔。质量差的精子，多数在前进中一一被淘汰。最后只有数千个精子能游到输卵管并争先恐后与卵子相会。(见图 11)

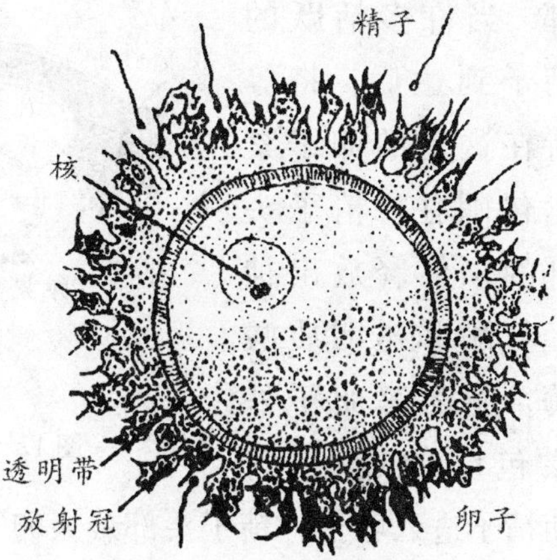

图 11　精子与卵子

精子在整个女性生殖道内的寿命一般是 1 ~3 天。在阴道约 8 个小时。精子的受精能力一般只能保持24 ~48小时，也有存活更长时间的。精子能顺利通过各道难关，除精子本身有较强的运动能力外，最重要的是女性一月一次排卵期间，体内雌性激素水平的提高，使子宫颈不仅黏液增多，而且黏液变得稀薄和清澈透明，使精子容易通过。黏液中含有糖、维生素、盐等有营养的物质，提供精子所需能量以维持精子的活动。因此，排卵期是精子最易通过子宫的时期。在非排卵期间，子宫颈黏液少而黏稠，营养物质含量低并有大量白细胞，精子很难穿过这道防线。

能否成功受精，精子的数量和质量也是十分关键的。精子过少，受精机会显著下降。每毫升精液中的精子少于 2000 万个时，受精的机会极少。精子的质量，在形态上必须正常，且有运动能力。精子与卵子相会之处绝大多数在输卵管的壶腹

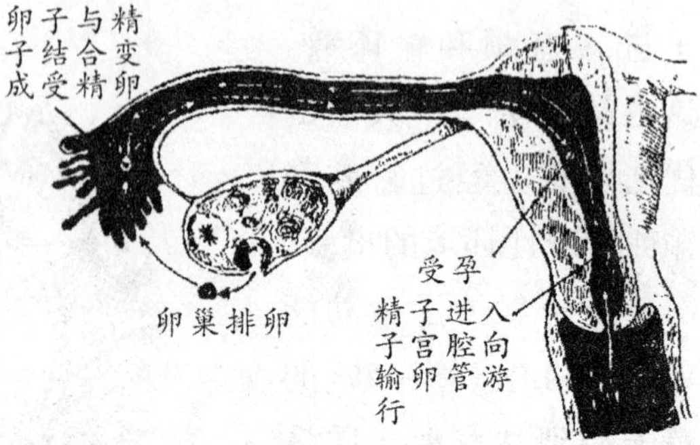

图12　精子与卵子结合过程

部，当许多活跃的精子到达后，将等待在这里的卵子紧紧包围住。精子头部的顶体释放出神经氨酶和透明质酸酶，能溶解卵子外层包绕的透明带，使精子进入卵子，精子头部栽入卵子膜内，尾部即脱落。顷刻间，卵子四周迅速形成一层受精膜，以阻止其他精子再进入。受精后，精子头部形成雄性原核，卵细胞核形成雌性原核。两个原核相互接近，核膜消失，两性基因物质联合，染色体重新排列。受精卵形成，受精过程完成并开始第一次分裂。(见图12)

受精的意义在于：

完成了父体和母体生殖细胞物质的结合，重复了人体一般细胞23对（46条）染色体，使产生的新个体具备了父母两亲代的遗传特征，并能适应变换的新环境；由于受精过程中，受精卵在生理代谢上的一些重大变化，促进新个体有一些新的演变或者说进化。

人体细胞内的染色体，含有一种高分子的化合物——脱氧核糖核酸（DNA)，携带着所有的遗传“密码”。一切生命的诞生、成长、发育、成熟，都十分有秩序地按着来自父母双亲染色体所带遗传“密码”进行着。至于新生命的性别则决定于精子细胞核所含性染色体的种类。人类的生殖细胞中，有23对即46条染色体，其中22对为常染色体，一对为性染色体。

女性的两条性染色体为XX，男性的两条性染色体为XY。精子细胞和卵子经过减数分裂，23对染色体变成23条，女性的卵细胞就只含有一条X染色体，而男性的精细胞则分成含有X和Y性染色体的两种精子，分别简称为X精子和Y精子。如果卵子与X精子结合则发育成女胎；如果与Y精子结合则发育成男胎。由此可见，卵子一经受精，性别就已确定，称之为基因性别。这一生理现象不是随意的，是父母主观上所不能决定的，那种把生男生女看作是某一方的责任是不科学的。

（二）着床——新生命孕育的开始

受精卵借输卵管的蠕动，渐渐向子宫方向移动，同时开始不断分裂，逐渐形成桑葚形的球体，称为桑葚胚。约4天左右进入子宫并继续分裂成为一个囊状胚泡，继而发育成胚胎。约10～14天后，胚胎完全埋在子宫黏膜内，着床即告完成。一个新的生命在母体开始孕育。如果受精没有发生，卵子也就死亡。（见图13）

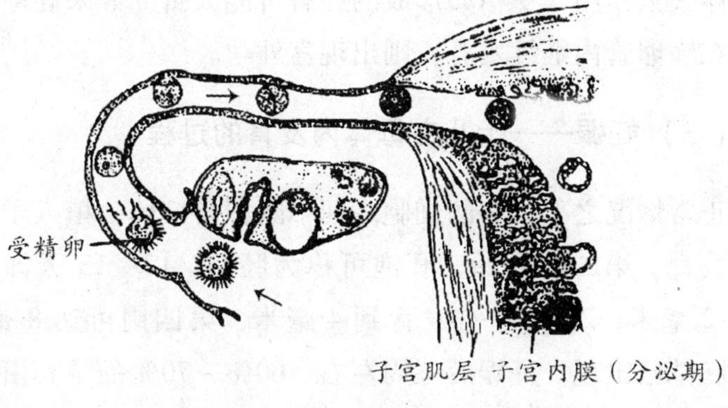

图13　受精卵分裂过程

女性到了青春期，卵巢内约有数万到数十万初级卵细胞。虽然卵细胞的数量很可观，但妇女一生中仅400～500个卵泡发育成熟。每个卵泡中只含有1个卵子。每月约有8～10个卵泡逐渐发育。两侧卵巢每月轮流排出或一侧连续两次排卵，但只有一个真正发育成熟的卵细胞从卵泡中排出。排出的卵细胞是人体最大的细胞，直径约200微米，能存活24小时左右。排卵大多在两次月经之间，也就是下一次月经的前14天左右。卵巢排卵后，卵泡壁塌陷，先形成血体，后变为黄体，有分泌女性激素（孕激素和雌激素）的作用。卵子一旦受精，黄体继续发育并持续3～4个月，称为妊娠黄体，也称妊娠荷尔蒙，有促进孕妇乳腺发育的作用，可保证妊娠顺利进行。如卵子未受精，黄体则萎缩变化，四五天后月经来潮。这些周期性的细微变化，是受大脑皮层中枢神经系统、丘脑、脑垂体、卵巢的作用和制约的极其微妙复杂的过程。受精后，月经停止。受精的受精卵一般在30个小时左右开始分裂，并向子宫方向运行，途中约需经过五六个昼夜。这期间，如果输卵管壁和充斥其间的液体失去作用，受精卵形成的胚有可能夭折。如果胚停止不动而在输卵管内继续发育，则出现宫外孕。

（三）妊娠——胎儿在母体内发育的过程

正常情况之下，胚的细胞之间不断积蓄液体，植入子宫中迅速发育。第二周开始，胚泡可称为胚胎。12～13天即长达1.5～2毫米，21天左右发育到4毫米，第四周可达8毫米，四肢胚基已出现。妊娠后三周左右，60%～70%的孕妇由于大脑皮层下神经中枢的兴奋，引起植物神经系统的不平衡，出现恶心、呕吐、胃酸减少或吞酸、嗜睡乏力等现象。4～8周之内，正是胚胎神经系统、各种组织和内脏逐步形成的过程。将近3个月时，外生殖器已出现，性别已能辨别，胚胎则改称胎儿。3个月末可出现胎动。4个月后，母亲可以明显感到胎动。由于卵巢分泌的孕激素增加，促进了乳腺小泡的发育，使孕妇乳房发胀。胎儿逐渐增大，压迫母体膀胱，孕妇出现尿频现象。总之，妊娠期间，母体要发生一系列生理上的变化，来满足胎儿成长的需要，表现为生理功能十分旺盛，物质代谢增强。随着胎儿的发育，子宫的肌肉纤维肥大和增生，间质和淋巴管也增生，使子宫增大变软，宫腔扩大25倍。血液容量也随妊娠的月份逐渐增加，共可增加30%左右。由于新陈代谢加快，血容量加大，孕妇的心脏负担也相对加重，每分钟心脏搏出的血量可增加30%～40%。血液中血浆增加，血液相对稀释。如各种营养物质补给不足，就会出现程度不同的贫血及其他问题。例如，钙、磷是胎儿骨骼发育的基本物质，母体会全力保证胎儿的需要，一旦缺乏，将使母体血钙下降，神经和肌肉兴奋性增高，发生肌肉痉挛，小腿抽搐，甚至引起脱钙，出现骨软化症。

妊娠5个月末时，胎儿生长可达250毫米，体重可达320克左右，身体被胎毛和胎儿皮脂覆盖。孕妇食欲亢进，体重逐渐增加，显得笨重。妊娠期间，由于内分泌的改变，面部往往出现色素斑——妊娠斑。胎儿的发育，使子宫体增大，子宫底部逐步升高，六七个月时，能与脐部平齐或超过脐部。至9个月时，宫底一度能抬高到母体的胸骨剑突下和肋弓处。因为横膈上升，使孕妇活动稍重便感呼吸急促。至9个月末，胎儿头部开始进入母体骨盆，宫底也随之下降，孕妇呼吸才变得轻松。胎儿头部进入骨盆，一旦固定就成为分娩的信号，一个新的生命即将诞生。

从着床开始，胚胎与母体通过子宫、胎盘循环体系，建立了母、儿之间的物质交换，保证了胎儿的顺利发育。因此，母体的营养状况、用药以及外界物理、化学因素的影响，都会波及胎儿的正常成长发育甚至产生畸变。

（四）十月怀胎一朝分娩

分娩是成熟的胎儿自子宫娩出母体的过程。分娩时要出现子宫收缩、破水、阴道流血等现象。这对初产妇来说，心理上要承受一系列突如其来的变化。即使是经产妇，也往往会出现不同程度的紧张、不安。生理学家巴甫洛夫提出无痛分娩的可能性，认为分娩过程是生理的正常变化，主要应从精神上使产妇放松，达到无痛分娩。但是，因子宫平滑肌有节律地阵发性收缩，疼痛反应还是不同程度地存在着的。

由于子宫有节律地收缩，胎儿才能经过开大的子宫颈口娩出，至于娩出过程的长短，初产妇和经产妇都不相同。初产妇约 10 ~ 12 小时或更长些；经产妇 6 ~ 8 小时多。究竟为什么当胎儿发育成熟分娩会自然出现？一般认为这与母体和胎儿的生理变化有极密切的关系：

子宫壁的变化。从妊娠到胎儿成熟，子宫壁的肌肉不断扩张，扩大到一定时限，就会排出内容物。

内分泌的变化。据认为由于雌性激素分泌增加已超过了孕激素，子宫肌肉从抑制状态中解脱出来，因而分娩开始发动。

神经系统的作用。妊娠后期，大脑皮层兴奋性降低，脊髓中枢的兴奋性增强，成熟的胎儿刺激子宫，引起子宫肌肉收缩而发动分娩。

来自胎儿的信息。分娩发动来自胎儿的信息是指成熟的胎儿能分泌大量的肾上腺皮质激素，引起胎盘分泌大量雌激素，促进母体的垂体分泌催产素，使子宫出现节律性收缩，从而引起分娩发动。

多数学者认为，分娩活动的出现是多种因素综合作用的结果，是多种因素相互作用、相互协调所促成的。此外，胎儿头部压迫宫颈，也能刺激宫内的感受器，反射性地引起子宫收缩。大脑皮层的活动也影响着分娩：激烈的刺激，突然的惊吓，过激的语言刺激，都可能引起早产。良性语言、安宁的环境能减少产妇的紧张和宫缩的阵痛，有利于分娩顺利进行。

遗传与优生篇

一、何谓优生

自古以来，每一个做父母的都希望自己的孩子五官端正、身体健康、活泼聪明，乃至“青出于蓝而胜于蓝”，特别是在我国实行计划生育，每对夫妇养育一个孩子的今天。一个国家的盛衰兴亡，与民族素质有很大的关系，造就优秀的后代，不仅给家庭带来幸福和欢乐，更关系到国家的富强、民族的兴旺和人民的幸福。

现代优生学已经不只限于在遗传学上考虑下一代的生物素质，它的范围已扩大至防止各种非遗传性的先天疾病以及产伤疾病、新生儿疾病。因此，优生学是一门综合性很强的发展中的科学，可以划分为基础优生学、社会优生学，临床优生学和环境优生学四大部分。优生学的学科基础十分广泛，需要从分子遗传学、人类遗传学、医学遗传学、胚胎学、畸形学、妇产科学、围产医学、儿科学、精神科学、伦理学、人口学、法学等多学科进行协作研究。

历来人们将优生学分为“消极优生学”和“积极优生学”。前者致力于劣质人口的减少，后者致力于优质人口的增加。

（一）什么是“积极优生学”

又称“演进性优生学”，与消极优生学对应，研究通过人为的因素维持或增加人类群体中的有利因素，以改进人类遗传素质的一门学科。其研究和努力方向是：

遗传工程。将优良基因与基因载体相结合，置换缺陷基因或平常基因，并引进受体细胞，以便繁衍优秀的个体；

人工授精、体外授精、胚胎移植和体外培养胚胎（宫外发育）；

单性生殖。指母体卵子不经受精而单独发育成子代的生殖方式。

积极优生学对提高我国人口素质越来越显得重要，已引起了人们的关注。但是由于受客观物质技术条件限制，目前应用还不是十分广泛和深入。另外，积极优生学研究和实施的方法涉及伦理学、社会学、医学、遗传学、人口学等多学科和许多社会问题，其后果也影响到伦理道德规范、法律、社会风尚、人类未来，这一切都有待于深入而科学严谨的研究。

（二）什么是“消极优生学”

又称预防性优生学、负优生学。消极优生学主要着眼于防止或尽量减少以至消除有先天性畸形和遗传性疾病患儿的出生，从而降低人类群体中不良基因的频率。消极优生学目前已开展的工作有以下几方面：

宣传优生。

提倡婚前咨询与健康检查。

孕期避免不良的外因干扰。

积极开设优生咨询门诊。

胎儿的健康检查。

围产期监测。

新生儿的筛查。

二、遗传与变异

人们谈及遗传，通俗到可以如此举例：种瓜得瓜，种豆只能得豆。还有些人们熟知的遗传现象，如在湖南长沙的马王堆埋葬了近2000多年，不仅在体形面貌与现代人相似，而且所有内脏器官的形状位置，以至细微的组织结构、血型等也都与现代人一样。同样，人类从自己远古祖先，不但继承了形态结构和生理功能，也继承了若干本能，即“生而有之，无师自通”的能力。如新生儿的吸吮动作，他们生下来就会吃奶。当然，也有一些疾病，也会从亲代传到子代，并一代一代继续传递。这种后代总是保持着与父母类似的体形和生理功能特征的现象就叫做遗传。然而，任何生物的后代也不是和祖先完全一样的，如同月季花，红黄各异，一对身材高大的父母却生了一个矮小的儿子，哪怕双胞胎也总是有他们的不同之处。这些亲代和子代之间及子代和子代之间的差异现象，这就叫做变异。遗传性和变异性是生物界普遍存在的现象。

遗传与变异是辩证统一的两个方面，遗传性保持了物种稳定的特性，通过遗传使物种生育不断，世代相传。而变异则是改变物种的特性，通过变异使生物能够不断地进化和发展。如果物种没有遗传性，那么生物界早已不存在了；如果没有变异性，生物界就不会有今天这样如此众多的物种。

（一）遗传的核心是什么

遗传：父母的基因特征传给子女。一般是指亲代的性状又在下代表现的现象。在遗传学上，指遗传物质从上代传给后代的现象。例如，父亲是色盲，女儿视觉正常，但她由父亲得到色盲基因，并有一半机会将此基因传给她的儿子，使显现色盲性状。故从性状来看，父亲有色盲性状，而女儿没有，但从基因的连续性来看，代代相传，因而认为色盲是遗传的。遗传对优生优育意义重大。

为什么会出现遗传这种奥妙的现象呢？19 世纪末，科学家才在人体细胞的细胞核内发现了一种形态、数目、大小恒定的物质。这种物质甚至用最精密的显微镜也观察不到，只有在细胞分裂时，通过某种特定的染色法，才能让它显形，因此取名为“染色体”。

生物的遗传物质珍藏在细胞核内，可被碱性染料着色称为染色质，通过特定染色方法染色的染色质称为染色体。染色体是人类遗传物质的贮存库，承载着人类数以万计的遗传信息。我们人类的细胞核内共有 46 条染色体，它们分别排列成对，其中有一对决定新生命的性别，我们称之为“性染色体”，其他的就被称为“常染色体”。人们发现，不同物种的染色体数目和形态各不相同，而在同一种生物中，染色体的数目及形状则是不变的，于是有了子女像父母的遗传现象。在总数为 46 条的染色体中，有 44 条是男女都一样的，被人们称为常染色体。男性的性染色体为“XY”，女性的性染色体为“XX”。人体染色体的数量，不管在身体哪个部位的细胞里都是成双成对存在的，即 23 对 46 条染色体，可是唯独在生殖细胞——卵子和精子里，却只剩下23条，而当精子和卵子结合成新的生命——受精卵时，则又恢复为46条。可见在这46条染色体中肯定有23条是来自父亲，另外23条则来自母亲。也就是说，一半来自父亲，一半来自母亲，既携带有父亲的遗传信息，又携带有母亲的遗传信息。所有这些共同控制着胎儿的特征，等到胎儿长大成人，生成精子或卵子时，染色体仍然要对半减少。如此循环往复，来自双亲的各种特征才得以一代又一代地传递，使人类代代复制着与自己相似的后代。

那么，染色体又是怎么实现遗传的呢？染色体靠的是它所携带的遗传因子，也就是“基因”。基因是贮藏遗传信息的地方，一个基因往往携带着祖辈一种或几种遗传信息，同时又决定着后代的一种或几种性状的特征。基因是一种比染色体小许多倍的微小的物质，即使在光学显微镜下也不可能看到。它们按顺序排列在染色体上，由染色体将它们带入人体细胞。每条染色体都是由上千个基因组成的，每一条染色体都包含了大量的我们称为“遗传基因”的片段，就是片段决定了我们人类的遗传性状。当男女双方的生殖细胞结合时就把双方的遗传信息传递给了下一代，如果其中一方的染色体或基因存在缺陷就可能发生遗传病。

人之初都是由一个受精卵经过不断地分裂增殖发育而成，在这个受精卵里蕴涵着父母的无数个遗传基因。它们详尽设定了后代的容貌、生理、性格、体质，甚至于某种遗传病，子女就是按照这些特征发育成长的。于是就出现了孩子在某个地方像父亲，另外一个地方像母亲的情况。

基因有显性和隐性之分，在一对基因中只有一个是显性基因，其后代的相貌和特征就能表现出来。而隐性基因则只有当成对基因中的两个基因有相同性质时，其特征才能表现出来。以人的相貌特征为例，在胚胎形成时，胎儿要分别接受父亲和母亲的同等基因，假如孩子从父亲的基因里继承了卷发，又从母亲的基因里继承了直发，但是他最后却长了一头直发，这是因为在遗传时直发是显性，卷发是隐性，因此表现为直发。然而，在这个孩子的染色体中仍存在卷发的隐性基因，在他长大成人后，如果他的妻子和他一样，体内也存在卷发的隐性基因，那么他们的孩子就会有一头卷发，表现出隔代遗传的现象。这就是显性基因和隐性基因的区别。

基因还具有稳定性和变异性。稳定性是指基因能够自我复制，使后代基因保持祖先的样子。变异性是说基因在某种因素的刺激下能够发生变化。如日本人在20世纪40年代因遗传缘故，一般个子较矮小，到60年代之后，日本人注意营养，每日喝奶，又加强锻炼，其后代个子普遍增高，这就是遗传基因向好的方向变异。

（二）遗传病及其特点

遗传病就是从父母亲那里接受到已发生突变的遗传物质（基因）而引起相应的疾病或缺陷。这种遗传因素（致病基因），按一定的方式传给子代，子代就可能产生遗传病。

遗传病存在的三个方面为：①垂直传递。遗传病不同于传染病的水平传递，而是具有上代往下代传递的特点，但不是每个遗传病的家系中都可观察到这一现象。因为有的患者是首次突变产生的病例，是家系中的首例；有些遗传病特别是染色体异常的患者，由于活不到生育年龄或不育，以致观察不到垂直传递的现象。②遗传物质（主要是指基因，由于染色体是基因的载体，为叙述方便，也将染色体归入这一概念）的突变（或染色体畸变），这是遗传的物质基础。③不是任何细胞的遗传物质改变都可以传给下代，所以必须强调生殖细胞或受精卵的遗传物质发生改变。例如人在遭受电离辐射后可以产生放射病，此时，皮肤细胞、骨髓细胞等体细胞的遗传物质可以发生改变，但放射病不能传给下一代。所以这里必须强调生殖细胞或受精卵中的遗传物质发生改变。

1. 遗传病有哪些

遗传病可分为染色体病和基因病。染色体病的数量较少，染色体病是因为染色体数目与结构的改变，其丢失和增加的基因数是惊人的，故而出现多系统的疾病，称为综合征。临床上最多见的是先天愚型。基因病又可分为单基因病和多基因遗传病，单基因病还可以分为显性基因和隐性基因病，前者一对基因中有一个异常就会发病，而后者必须一对基因同时异常才会发病，人类已知的单基因病约有4000余种，常见的如家族性多囊肾、先天性耳聋。多基因遗传病是由两对以上的基因决定的，各对基因的作用有累积效应，这类疾病与他们所具有的不同基因组合有关，也受环境因素的影响，如临床上常见的唇裂或腭裂。有的遗传病发生在性染色体上，所以它的发生与性别有关，称为“性连锁”遗传病。在已知的遗传病中，有一些可对子代产生严重的影响，所以孕前对男女双方的家庭及近亲中有无遗传病及其遗传病的种类作一个全面的了解是非常重要的。一般临床上可通过遗传咨询和产前诊断为准备生育或已经妊娠的夫妻提供这种服务。

2. 遗传病的四大特征

基因异常称基因突变，染色体异常称染色体畸变，因此，遗传病也可定义为主要由基因突变或染色体畸变引起的疾病。可遗传病未必都是代代相传的疾病，它有先天性、家族性、罕见性、终生性四大特征。

“先天性”是指遗传病大多数“与生俱来”，但并非全部，要特别注意划分“先天”“后天”的界线。遗传学上只把存在于精子、卵子和受精卵中的因素看作“先天性”因素。包括整个胚胎期间的各种宫内因素和胎儿出生后的各种环境因素，都是“后天性”因素，由这些因素引起的疾病，都是“后天性疾病”。例如，在妊娠期间，孕妇受到某些病毒感染、接受X光线照射或服用某些能引起胎儿畸形作用的药物，都有导致胎儿异常的危险，习惯上人们把这类胎儿异常全都划入“先天性异常”之列。但根据遗传学标准，这些疾病不属于遗传性疾病，甚至不能算是严格意义上的“先天性疾病”。

遗传病是指由遗传物质发生改变而引起的或者是由致病基因所控制的疾病，常为先天性的，也可后天发病。如先天愚型、多指（趾）、先天性聋哑、血友病等，这些遗传病完全由遗传因素决定，并且出生一定时间后才发病。有时要经过几年、十几年甚至几十年后才能出现明显症状。如假肥大型肌营养不良要到儿童期才发病；慢性进行性舞蹈病一般要在中年时期才出现疾病的表现。有些遗传病需要遗传因素与环境因素共同作用才能发病，如哮喘病，遗传因素占80%，环境因素占20%；胃及十二指肠溃疡，遗传因素占30% ~ 40%，环境因素占60% ~ 70%。

疾病的“家族性”，是指某种病在患者家族中的发病率比群体中的平均发病率高。“家族性”是大多数遗传病的另一特征。例如，某些视网膜母细胞瘤是遗传性的，还有遗传性甲状腺肿和家族性结肠息肉等。但是，同一家族中出现几个甚至多个同种疾病的患者，未必能说明该病具有遗传性。例如，结核和肝炎有可能累及数名家族成员，但这是传染而不是遗传，发病者是受到同种有害环境因素的伤害所致。遗传病常在一个家族中有多人发病，为家族性的，但也有可能一个家系中仅有一个病人，为散发性的，如苯丙酮尿症，因其是常染色体隐性遗传病，只有夫妇双方均带有一个导致该疾病的基因时，子女才有可能成为这种隐性致病基因的纯合子（同一基因座位上的两个基因都不正常）而得病，因此多为散发，特别在只有一个子女的家庭，偶有散发出现的遗传病患者就不足为奇了。有的时候遗传病发生是因受精卵形成及细胞分裂时基因突变，这些基因异常可以传给下一代。

绝大多数直接由遗传决定的典型的遗传病，都是罕见甚至极罕见的疾病，故“罕见性”是典型遗传病的特征。即使在遗传病中属于发病率最高之列的“先天愚型”，在新生儿中的发病率也仅 1/600 左右。

（三）什么是先天缺陷性疾病

先天性疾病不应与遗传病等同看待。先天性疾病是指个体出生后即表现出来的疾病，主要表现为形态结构异常，即先天畸形。应该指出，许多遗传病在出生后即可见到，因此大多数先天性疾病实际上是遗传病，但也有某些先天性疾病是在子宫中获得的，如风疹病毒感染引起的某些先天性心脏病，药物引起的畸形等。然而，有些出生时未表现出来的疾病，也可以是遗传病，如原发性血友病是一种铁代谢障碍疾病，但铁要积存到15克以上才发病，故80%病例发病年龄在40岁以上。

据估计，先天性疾病中，已肯定主要为遗传因素引起的仅占10%左右，主要在子宫中或产程中后天获得的也仅约占10%，尚不能分清（包括遗传与环境因素共同作用）的约占80%。要清楚区分哪些是遗传的，哪些是在发育中获得的，往往很困难。下列几点有助于判断两种情况：

首先，产妇在妊娠过程中，特别是妊娠的15～60天内（高敏感期）是否接触过致畸因素，又称致畸剂。1962年，联邦德国发现在出生婴儿中有大批（10000例以上）无肢或短肢畸形。据分析可能是由于孕妇因妊娠反应服用了当时新合成的一种抗恶心和安眠药——酞胺哌啶酮（又名反应停）。后来，当局下令停止生产和出售该药，该类畸形很快匿迹。

其次，通过了解生产史，估计环境影响胎儿发育的可能性。例如先天性髋脱位的婴儿多有臀位生产史，表明髋脱位是胎位不正所致。

第三，先天畸形的发病率如果随季节、时间、地理或经济等环境条件而变化，则这种畸形多为环境因素引起。

（四）哪些父母会把病遗传给孩子

据遗传学家统计，下列父母有生出严重遗传病后代的风险：

1. 35岁以上的高龄孕妇

染色体偶然错误的概率越到生殖年龄后期越明显增高。因为女性一出生，卵巢里就储存了她这一生全部的卵细胞，当她年龄较大时，卵子就相对地老化了，生染色体异常患儿的可能性也会相应增加。统计资料显示，此种可能性约为4.5%。

2. 父母之一为平衡易位染色体的携带者

他们的子女中有1/2将流产，1/4可能是平衡易位染色体的携带者，只有1/4可能生出正常的孩子。如果通过染色体检查，发现夫妻中有一方是平衡易位染色体的携带者，则应该考虑不再生育或者在怀孕后进行产前诊断，以防止患儿的出世。

3. 有习惯性流产史的夫妻

习惯性流产妇女的染色体异常概率比常人高12倍。因凡是胎儿有染色体异常的均易流产，因此有习惯性流产史的夫妇要有所警惕，在下次怀孕前男女双方一定要做详细的体检及遗传咨询。

4. 已经生出一个"先天愚型"患儿的母亲

依据父母所带核型异常决定再发风险。如为母亲异常，再发风险为16%；如为父亲，其第二个孩子为"先天愚型"患儿的概率为5%。已生过一个常染色体隐性代谢病患儿（如白化病、先天性聋哑、侏儒、苯丙酮尿症等）的母亲，再次生育时孩子的发病率为25%。

5. 孕妇为严重的性连锁疾病（如血友病）患者

男性胎儿全部是患儿，女性胎儿为患病基因的携带者；如果孕妇为性连锁疾病基因的携带者，则男性胎儿是患儿的风险为50%。

6. 经常接触放射线或化学药剂的工作人员

对有以上具有出生遗传病和先天畸形胎儿风险的父母，一定要做好遗传咨询和产前诊断，从根本上阻断遗传性疾病的传递。

（五）怎样才能预防遗传病儿的出生

1. 避免近亲结婚

近亲婚配所生的子女智力比非近亲子女差很多，且发病率高。

2. 避免高龄生育

生育年龄最好不超过 35 岁。因为高龄产妇的细胞老化，易受外界病毒感染，受精后形成的个体易发生染色体疾病。

3. 积极进行遗传咨询

高龄产妇、有遗传病家族史、夫妻一方是染色体畸变携带者、有生育畸形儿史、有多次流产史、有接触放射性元素史的夫妻，在决定怀孕前应找医生咨询。

4. 胚胎植入前遗传学诊断

通常是指从体外受精的胚胎取部分细胞进行基因检测，将排除致病基因、诊断无遗传病的胚胎移植入子宫，从而防止有遗传病患儿的妊娠。

5. 及时终止不良妊娠

如果已经怀孕，经检查发现有严重疾病时，应尽快终止妊娠。

三、影响优生的因素及预防

随着科学技术的进步，环境被污染的程度越来越严重，对人类后代的繁衍和发育也产生了不良影响，目前国内外在这方面进行了一些新动向的研究。

（一）影响优生的化学因素有哪些

研究表明，某些工农业生产及日常生活中接触的化学物质如铝、铅、汞、尼古丁、酒精、咖啡因等，均是优生的大敌，而且是造成胎儿大脑及神经系统缺陷的祸首。环境中的铝可经多种途径与人接触，一般低剂量无毒，高剂量有蓄积作用。动物实验中给大鼠腹腔注射氧化铝 40 ~ 200 毫克/千克，子代即有畸形，主要表现为神经系统的畸形。从优生角度出发，孕妇应尽量减少使用含铝药物及铝制炊具。铅，在工业上应用极广，长期与铅接触的女工，在妊娠前后一段时间，应脱离含铅环境。因为妊娠后，胃肠运动缓慢，铅吸收更完全。汞，在动物实验中表明可引起胎儿畸形，因此妇女妊娠后也要避免接触汞，尤其是与汞有关行业的女工。烟草中的尼古丁、一氧化碳和多环芳香烃对孕期胎儿最有害。众所周知，吸烟孕妇的胎儿体重较正常儿低，且可伴发育迟缓、智力低下等，动物实验还证实吸烟可引起畸形，其影响程度与吸烟数量、吸烟年限有关。酒精则更是人类优生的一大天敌，是肯定的人类致畸物质，能引起多种胎儿畸形。胎儿畸形的发生率与妊娠期饮酒量成正比关系，包括丈夫有嗜酒史，可导致精子畸变也能引起胎儿畸形。

（二）影响优生的物理因素有哪些

最严重且常见的物理致畸物就是X射线，如孕妇一次大剂量或多次小剂量接受治疗可引起胎儿畸形。孕4周至11周，胚胎对X射线最为敏感，此期即便是使用治疗量，也可致子代畸形；11周至16周接触X射线，对子代影响较小。所以孕期妇女，尤其是在孕早期接触过X射线的妇女，应密切注意观察胚胎的发育情况。孕妇腹部超声波检测，对胚胎是否有影响一直以来为人们所关注。近年来，国内外动物实验显示：超声波对下一代的神经、免疫发育亦有不良的影响。故从优生角度出发，认为应适当减少超声波常规检查的次数和每次检查的时间。

（三）营养素的补充也很重要

生一个智力低下、肢体不健全的后代，是每一个做父母的最不愿看到的结果。要生一个健全、聪明的孩子，除了要保证孕妇充足的营养、充分的睡眠、心情愉快外，还要强调环境因素的影响。近来报道认为神经管缺陷为胎儿最常见的严重畸形，病因多为环境因素影响所致，但也与某些维生素缺乏有关。目前对胎儿畸形的治疗，尤其是神经管缺陷的治疗尚无很好的方法。预防性的措施主要是采取孕前1个月及早孕3个月给予口服维生素和每日0.4毫克叶酸。至于孕期反应重、饮食差的孕妇，服用多种复合维生素以补充食物中的不足则显得更为必要。但是，即使是补充维生素，也应在医生监督指导下进行，尤其是维生素A、D，因为这两种维生素本身过量也可引起胎儿畸形。

（四）优孕优育的重要环节

首先，生育最佳年龄是25 ～ 34岁。首先从生理因素上看，女性在20岁以前，生殖器官已逐渐成熟，但高级神经系统和骨骼各系统均比性成熟晚好几年，过早生育，孕妇不仅要负担营养胎儿的任务，还要继续完成自身的发育，因而母子健康都受影响。另外，母亲年纪太轻可能难以对孩子进行很好的抚养教育，影响孩子的健康成长，而35岁以上的高龄孕妇分娩并发症、胎儿畸形发生率也高，因此，过早生育和高龄生育都弊多而利少。

其次，选择最佳受孕季节：妊娠早期胎盘防御功能较差而胚胎又处于发育旺盛时期，某些病毒容易通过胎盘感染胎儿，导致胎儿畸形。病毒多的季节多在冬末春初，此外，盛夏气温过高，易引起孕妇食欲不振，妊娠反应重，孕妇营养不良，婴儿的营养及智能都将受到影响，而一年中的3月～5月、9月～11月，气候温暖，鸡鸭鱼蛋丰富，也是蔬菜水果收获的季节，各种维生素得以保证。这时候气候宜人，阳光充足，孕妇能获得足够的维生素D以促进钙的吸收和平衡，这样良好的营养条件，是优孕优育的物质基础。

第三，孕妇用药慎之又慎。孕妇用药必须考虑到药物对胎儿的影响。因为许多药物可以引起孕妇子宫收缩，造成流产或早产；有的药物进入母体血液后，经胎盘进入胎儿体内，可引起胎儿畸形或影响其生长，导致死胎。近几年研究表明，不少中药能损害孕妇和胎儿，因此对部分中药也应提高警惕。此外，防疫针多数是用细菌或病毒经过灭菌减毒处理后制成的，应当在医生的指导下进行必要的接种。孕妇不能用的针药，就不应使用。

第四，孕妇应避免接触有害物质，如放射线、化学药物、农药，还应戒烟、戒酒。

第五，孕妇要保持心情愉快，正确对待工作和生活两方面遭遇到的困难和挫折，丈夫和家庭中的其他成员应对孕妇体贴关怀，注意生活有规律，重视合理营养，预防疾病，节制房事，避免强力振动、压力、噪音等，以免除各种不良刺激对胚胎和胎儿的影响，使后代身心健康发展，目前西方普遍采用音乐胎教法，以利胎儿身心健康。

最后，要远离环境污染。

四、婚前检查需要做

（一）为什么要做婚前检查

年轻的小李姑娘要结婚了，有同事问她，你去做婚检吗？她说："我们身体都很棒，用不着。"可很多专家都说婚前检查非常必要，这是为什么呢？

婚检就是婚前医学检查，对于每一对即将结婚的新人，为了今后生活得更加幸福，在婚前接受检查是十分必要的。

婚前检查和咨询在一些发达国家已经成为一条法律规定，双方结婚前要交换健康诊断书。在我国，此项工作在近几年才刚刚开始，现在不少地区也作出相应的规定。婚前健康检查和咨询的目的有以下四点：

1. 有利于未婚夫妇双方的健康

一般情况下，青年人很少有机会进行全面检查。婚前检查提供了一次全面的、系统的健康检查的机会，可以发现疾病并及时治疗，特别是对暂时不宜结婚的疾病，例如麻风病、结核病活动期、精神病和急性传染病，严重的心脏病、肝脏病、肾脏病等，都暂时不宜结婚，必须待健康状况好转或疾病治愈后才能结婚。这对双方和未来的子女都是有好处的。因为对病人来说，身体本来就不好，加之准备结婚的操劳、忙碌，可使病情加重甚至危及生命。有的虽然结婚前不操劳，但由于身体不好，婚后性生活也可加重病情，对疾病恢复十分不利。

2. 有利于未来的家庭幸福、夫妻生活的和谐

婚前检查是对身体各部进行检查，当然也包括生殖器官的检查。这样就可以了解男女双方的生殖器官是否有先天畸形或异常，如女性的处女膜闭锁、先天无阴道、阴道横隔等，男性的隐睾、尿道下裂、包皮过长以及两性畸形等。患有这些病的人要经过手术治疗后才能结婚。如果事先不检查、不治疗，会给夫妻双方带来痛苦。

另外，婚前检查和咨询中，医生还会对即将结婚的男女青年进行必要的性生活指导，讲解一些性方面的知识，使新婚夫妻健康、愉快地度过新婚之夜。

3. 有利于后代的健康

婚前检查是优生的第一步，是一次优生监督。通过婚前家族史的咨询和调查，可以发现一些明显的遗传病和遗传缺陷，通过判定，对未来子女患遗传病的可能性进行分析。如先天性聋哑、失明、白化病、精神分裂症等都有遗传的可能，如果夫妇双方或双方近亲中有患相同遗传病者，其后代的发病率相当高。在婚前检查和咨询中就可以劝告这样的青年男女最好不要

结婚，非要结婚不可的，要下决心不生育，免得生下不健康的孩子。

4. 有利于计划生育

现在，不少青年人婚后不急于要孩子，但多数新婚夫妇不好意思咨询避孕方法，以致怀孕后去做人工流产。这样不仅不利于妇女健康，也会增加家庭的负担。婚前检查时，医生可以根据他们的情况指导避孕，介绍安全有效的避孕方法和注意事项，以利于日后的计划生育。

（二）婚前检查的内容有哪些

婚前检查和咨询是一次全面、系统的健康检查，同时又有所侧重。根据各医院的医疗条件和医生的技术水平不同，一般包含以下几个方面的内容：

1. 全面的身体检查

目的是对生殖器官和重要脏器的发育及健康状况进行检查，包括对心、肝、肾、肺等重要脏器的详细检查，通过X线、超声波、血、尿化验，了解这些脏器的健康状况。

2. 健康询问

目的是了解双方既往身体健康状况，有无遗传病史、精神病史和其他严重的疾病；双方家族史调查，包括直系、旁系血亲的健康情况，一般追溯到三代，重点是遗传病、遗传缺陷、畸形、配偶间有无近亲血缘关系等。以及是否有近亲关系，双方的父母家庭中有无遗传病或先天缺陷，以决定双方能否结婚或结婚后能否生育。例如，双方为近亲关系，按法律规定禁止结婚；一方或双方为痴呆或精神病，生活不能自理，遗传度高，就应说服并制止结婚。

3. 得到指导

得到婚后性生活、性卫生知识的指导，避孕方法的介绍和选择、计划生育的意义及政策的讲解等。婚前检查和咨询是一项严肃认真的、科学的卫生保健工作，受检人要与医生合作，忠诚坦率，对未来的家庭、子女和对方负责，对社会负责，特别是健康询问和家族史调查，不能为了达到结婚的目的而欺骗医生。

（三）婚前检查时机

不少青年人在结婚登记前才去做婚前检查，这样做就太迟了。一是结婚前要忙于准备，身体很疲劳，精神又紧张，不宜做全面健康检查；二是一旦检查出患有不宜马上结婚的疾病，需治疗后才能结婚，往往措手不及；三是从优生学的角度不宜婚配的青年男女，在即将结婚时才发现，从感情上难以接受。因此，婚前检查应该早一些为好。什么时间为宜，要根据具体情况而定。

双方或一方家族中有人患遗传疾病的，在即将确定恋爱关系前应做婚前遗传病咨询，对是否可以婚配，未来的子女遗传病的发生几率如何，请医生指导，以便早做出分手或继续恋爱的决定。

婚前健康检查应在婚前半年左右为宜，发现异常可及时进行治疗或矫正。

结婚前 3 个月应在医院或计划生育技术服务站（室）接受

性生活及避孕方法的指导。

五、为什么近亲不能结婚

有一位女孩的父母是表兄妹近亲结婚，她有一姐和一弟，表现都很正常。她姐已经结婚，最近生了一个男婴，被诊断患有先天性心脏病并且伴有严重的腹部皮肤发育缺陷。医生认为小孩的外祖父母是近亲结婚可能是发病原因之一。

（一）近亲结婚对后代的不利影响

这个问题有过争论。在人类文明尚未开化的远古时代，近亲通婚非常普遍，不仅旁系血亲，甚至在直系血亲间也可通婚。古埃及统治者认为，只有皇室同族通婚才能保持皇室血统的纯洁和高贵，所以多是亲兄妹结婚。然而，人们从无数事实中得出结论，血缘近的男女结婚生育率低，后代的死亡率高，并常常出现先天畸形和遗传性疾病。近代更有大量资料证明，表兄妹结婚，痴呆儿发生率比非近亲结婚高150倍，新生儿死亡率和畸形率也比非近亲结婚高3倍多。还有报道，近亲结婚者的子女在20岁前死亡者达13.9%，而非近亲结婚仅为1.7%。大量事实证明近亲结婚对后代不利，应当禁止。

（二）相同缺陷基因是祸首

我国新《婚姻法》第六条明确规定：直系血亲和三代以内的旁系血亲禁止婚配。近亲即指有亲缘关系的人，更确切地说是指有不太远共同祖先的人，通常追溯三代。近亲为什么会使后代中遗传病发病率增高呢？这要从遗传学角度来解释。生物的遗传是通过基因传递信息来完成的，基因是遗传的物质基础，通过生殖细胞（精子和卵子）传给后代，从而父母的性状特点在子代得以表达。我们每个人的基因，一半来自父亲，另一半来自母亲，就是说，每个子女与父母之间的基因有1/2可能相同，所以同胞兄弟姐妹之间的基因则也有1/2可能相同。而爷孙、叔侄、舅甥等之间则有1/4可能相同。同理，表兄妹、堂兄妹等之间则有1/8可能相同。某些遗传性疾病的致病基因是隐性的，如双亲中一方带有这种基因，而另一方不带，则可使致病基因被掩盖，所以后代不发病。只有当夫妇双方都携带这种隐性基因，后代才发病。如前所述，近亲结婚，双方携带有相同基因的可能性明显大于一般群体。以白化病为例，该病以全身皮肤、毛发白化为特征。群体中携带这种致病基因的频率为1/50，如果非近亲结婚，则子代中发病的机会为1/10000，假如是表兄妹之间的近亲结婚，则子代中发病的机会为1/1600，要比非近亲结婚高6倍多。目前已发现的常染色体隐性遗传病有1232种。除白化病外，较常见的还有先天性聋哑、小头畸形、苯丙酮尿症、半乳糖血症，等等。近亲结婚除使隐性基因遗传病发病率增高，还可使多基因遗传病发病率增高，常见的有脑积水、脊柱裂、无脑儿、精神分裂症、先天性心脏病、癫痫等。

人的23对染色体上约有5万对基因，在如此庞大的队伍中产生几个“异己分子”是不足为奇的。因此，我们每个人都不同程度地带有几个有缺陷的基因。换句话说，我们每个人几乎都可能至少是一种或几种遗传病基因的携带者。只是在受孕时父母一方的某个异常基因往往被另一个正常基因所掩盖。

例如，父亲的某一个基因出了毛病，而母亲相应的基因完全正常，这样结合起来，不正常基因往往被正常基因所掩盖，没有表现的机会。所以，绝大多数孩子的体内尽管存在着潜在的有缺陷的基因，但却不会发生遗传病。而当父母带有同样缺陷的基因时，两个致病基因在孩子体内相遇，便无法再被掩盖，这个孩子就难以避免遗传疾病的厄运。这种概率虽然很小，但是总会出现。由多基因以及环境因子的相互作用引起的疾病，如兔唇（唇裂）、腭裂、脊柱裂等，其子女患该病的概率很低。还有一些遗传病仅由夫妻一方的一个缺陷基因即可发生，也就是显性遗传病，如镰状细胞贫血是一种直接危及生命的血液病，子女发病的可能性为25%。

近亲结婚可造成不良后果是有科学根据的，随着文化生活水平的提高，人们对禁止近亲结婚的认识日益深入，目前这一观念已被绝大多数人所接受。然而，仍有少数地区还流传着“亲上加亲亲不断”的近婚风俗。也有一些人举相反的例子，如有人说19世纪英国科学家达尔文就是近亲的后裔。在他身上未发现什么不良的后果，且比一般人更聪明。可这些人却不知，达尔文婚后连生10个孩子，其中3个孩子很小就夭折了，还有5个孩子终身不育。的确，近亲结婚的后代并非都是低能人和遗传病患者。相反，非近亲结婚的后代也不是绝对正常，只不过是几率大小而已。有些青年人，表兄妹从小青梅竹马，建立爱情关系，明知是冒险，但却带着侥幸心理硬要结婚。希望这些人要相信科学，要为家庭的幸福和后代的健康着想，也要为提高我们民族的素质着想，不要冒这个险，否则铸成大错，追悔莫及。

孕产期保健篇

一、孕期咨询检查

（一）孕前应做哪些准备

每位妈妈都想生个最健康、最可爱的宝宝。那么怀孕前应做好哪些准备工作呢？

首先，在心理上夫妻双方都应有充分的思想准备，积极和谐的夫妻感情是基础，在经济条件、住房条件、家庭环境等都比较宽松的情况下有计划地怀孕是最恰当的，而不应是迫于家庭压力等被动怀孕。

服用避孕药物（包括紧急避孕药）的妇女，应在停药半年后怀孕。因避孕药物会储存在肝脏中，缓慢代谢清除，本类药物有造成胎儿染色体异常的风险。

孕前 3 个月，夫妻应同时服用叶酸制剂每日 0.4 毫克，怀孕后孕妇要坚持继续服用至 3 个月，预防胎儿神经管畸形。

全球有 3.5 亿乙型病毒肝炎患者或病毒携带者，母婴传播在慢性肝炎中占 40%，5% ~ 10% 为孕期感染，75% 为分娩期或产褥期感染，母亲血清中 HBV – DNA 高，表示有病毒复制，传染性则达 80% ~ 90%。如果父亲乙型病毒阳性则有可能将

HBV－DNA 整合到精子中，胚胎在受孕时即感染。所以，孕前夫妇双方要进行肝功能和乙肝病毒检测，异常者要进行治疗，待肝功正常或 HBV－DNA 正常再考虑怀孕。

有严重上呼吸道感染史、宠物饲养史或习惯生食者，孕前要进行巨细胞病毒、风疹病毒、单纯疱疹病毒和弓形虫等检测。孕前或孕早期感染上述病毒有造成胎儿先天畸形的风险。

有条件的孕妇，孕前还要进行宫颈细胞学检测(防癌)，预防孕期宫颈细胞病变。

梅毒和艾滋病在我国近几年已经不是罕见疾病，北京市每年都能检出数例甚至十几例妊娠合并艾滋病患者，梅毒和艾滋病在怀孕期都有可能通过胎盘感染胎儿，造成胎儿先天梅毒或艾滋病。有梅毒病史的女性，或有感染梅毒或艾滋病风险的妇女，怀孕前要进行必要的检查。部分妇女需要在怀孕前充分治疗后才能再怀孕。如果孕期不幸感染给胎儿，可能会给胎儿及其家庭造成终身遗憾。

个别妇女有家族遗传病史，或者丈夫家族有这样病史，应当在怀孕前进行孕前咨询再考虑妊娠为妥，有些人甚至需要医生的建议才能生育。

怀孕应有计划进行，有些夫妇发生意外怀孕比较恐慌，需要很长一段时间才能从心理上接受这个事实，所以孕前咨询要尽早进行。

（二）妊娠后机体有哪些变化

受孕是一个非常复杂的生理过程，从一对体细胞发育成一个鲜活可爱的小生命，孕妇各器官各系统要发生很大变化。这些细微变化大多数孕产妇都可耐受，但有些时候会对孕产妇造成明显不适，甚至有器官器质性改变。

月经延迟：首先正常行经妇女出现闭经，已做好充分准备的妇女首先会意识到是怀孕，而对月经周期不准的妇女，则需要通过尿妊娠检测才能知道是否受孕。

妊娠反应：大多数妇女在停经 40 余天后都会出现不同程度的恶心、呕吐、嗜睡、偏食。近年来发生严重妊娠反应的妇女越来越少，可能与孕妇体质或本身营养程度有关。如果出现严重的妊娠呕吐，甚至不能进食，应及早就医，不要等尿检出现严重酮体才进行输液治疗。

其他：乳房发育会使部分孕妇有局部疼痛、奇痒感觉。增大的子宫会使部分孕妇出现明显妊娠纹，其中腹直肌力量不足也是主要因素。很多孕妇非常在意这种变化，局部使用各种药物防止出现妊娠纹而影响美观。其实，生育年龄妇女孕前多加强身体锻炼，特别是腹直肌的锻炼，如仰卧起坐、游泳等，都是防止妊娠纹发生的最有效方法。绝大多数孕产妇能通过自身调节安全度过整个孕期，只有个别人出现一些病理性变化，出现妊娠合并症，威胁孕妇及胎儿生命，如高血压、糖尿病等，这就要求孕妇孕期必须进行定期产前检查，使产科医生及时发现并发症后进行相应处理。

（三）为什么孕期要进行检查

新生儿出生缺陷发生率一般很高，通过产前检查可减少出生缺陷，提高人口素质，减少孕产妇死亡率和患病率，减少围产儿死亡率和患病率。

北京市在过去新生儿出生缺陷序位依次是唇腭裂、多指(趾)、先天性心脏病、神经管缺陷、脑积水。而近几年由于诊断水平的提高，先天性心脏病发病已经成为首位疾病。造成出生缺陷可能的原因有：自然环境缺碘；营养素及微量元素缺乏或不均衡；环境污染日趋严重；职业有害因素影响；遗传性等因素。迄今为止，有些出生缺陷，医学上尚无有效的预防和治疗措施，如唐氏综合征，唯一可以采取的手段就是尽可能早期发现，终止妊娠。

二、孕期保健关系母婴健康

孕产期保健应包括孕前保健、孕期（早、中、晚）保健、产时保健和产褥期保健、新生儿保健等。孕前保健前面已介绍，本部分主要介绍孕期保健。

（一）孕产期应做哪些保健

孕期保健一般分五个阶段：

1. 孕早期保健要点

孕早期是指妊娠 12 周以前，早孕期保健除保障母亲安全，对保障胎儿健康发育也有重要作用，早孕保健与妊娠质量有着密切关系。

首次产前检查应向医生详细告知现有病史、月经史、家族有无遗传病史等，包括男方健康状况、年龄等。进行全身体格检查，妇产科体检：有无生殖道先天畸形，生殖道感染等，还要进行实验室检查：血尿常规、血型、梅毒/HIV 筛查、肝炎病毒筛查、血生化检查等。个别孕产妇应进行风疹病毒、弓形体检测。

闭经 37 天后通过阴道超声即能探测到宫内孕囊，腹部超声需要 40 多天以后才能确定，早孕期超声检查有利于排除宫外孕，还可诊断双胎为单卵或双卵双胎等。大多数孕产妇对超声检查有顾虑，其实超声检查对组织细胞有一定程度的影响，但它与超声探头停留在组织上的时间长短有关，早孕超声不需要耗费较多时间，而且此时期黑白超比彩超安全系数更大，所以不必有太多顾虑。相反，早孕超声能排除宫外孕等，比如停经后反复阴道出血的妇女不要一味保胎，首先应进行超声检查判断是否有宫外孕发生，北京市曾有类似病例，孕妇因不知宫外孕而一味保胎，最后失去了自己宝贵的生命。

妊娠呕吐严重不能进食的孕妇应尽早输液治疗，避免酮血症发生。孕早期是胎儿器官分化、成形期，是导致胎儿畸形的敏感期，预防胎儿畸形是早孕期保健重点之一。怀孕后女方应继续服用叶酸片至孕 12 周，叶酸对胎儿神经管畸形有明显预防作用，但对其他如唇腭裂、先天性心脏病预防作用不明显，所以早孕期应避免病毒、细菌感染，避免药物及微量元素摄入过多，如维生素 A 或维生素 D 过量也对胎儿有毒性作用。妊娠合并内科疾病应进行相应专科检查，由专科医生协助，指导孕产妇治疗。如果母亲患有某些疾病而不宜继续妊娠或病情加重，应及时采取相应措施。

孕 12 周建议进行胎儿超声检查，通过测定胎儿颈后透明带筛查胎儿染色体畸形。

2. 孕中期保健要点

孕中期是胎儿生长发育加快的时期，应做好胎儿生长发育的监测和营养指导。另外孕中期羊水量多，又是产前诊断的最佳时期。唐氏综合征是最常见的不可治疗的出生缺陷，发病率为1/600～1/800，建议所有孕产妇在孕15周至20周，进行唐氏筛查，对于筛查发病风险性高的孕产妇，应到相应诊断机构进行羊水穿刺产前诊断。因为随着孕妇年龄增大，唐氏综合征发病率明显增加，建议35岁以上妇女直接进行羊水诊断。

孕18周至22周应进行超声筛查胎儿畸形，排除器官发育异常如唇腭裂、心脏或肾脏畸形等。孕24周至28周进行妊娠期糖尿病、高血压疾病筛查。

孕中期胎儿生长发育快，营养需要量大，应接受孕期营养指导，监测胎儿生长发育，如果营养不足或偏食可影响胎儿发育，并可导致孕期并发症。

3. 孕晚期保健要点

孕晚期胎儿发育较孕中期更快，所以要按医生建议定期进行产前检查。医生通过宫高、腹围、胎儿超声检测了解胎儿宫内生长发育情况；对孕期常见并发症，如高血压、妊娠期糖尿病、血小板减少等合并症进行防治；对高危妊娠影响母婴健康者，应适时终止妊娠；孕晚期孕妇应学会自我监护，监测胎动，特别是有妊娠合并症时，应定期进行胎儿监测包括胎动、胎心监护、超声等，如发现胎动减少，应及时到医院监测胎儿宫内情况，如出现胎儿宫内急性缺氧应及时分娩。

孕晚期应为母乳喂养作准备，孕37周后应进行相应乳房护理，纠正乳头凹陷。

4. 分娩保健要点

分娩是一个特殊的生理时期，而且是非常关键的时期，是每一位孕妇经历10个月的艰辛进行最后冲刺的过程，每一位孕妇都对分娩充满着兴奋、期待，但更多的是焦虑不安和恐惧。如何顺利分娩，需要产妇有充分的思想准备。

首先，应在孕妇学校对分娩过程进行大致的了解，了解在产程中要做哪些配合分娩的工作。要对阴道分娩和剖宫产分娩各自的适应症以及其对人体的改变和创伤进行了解。分娩前要准备好住院用品，如身份证、医疗保险证及新生儿用品的准备等，很多医院新生儿用品为专用消毒用品，住院期间不需自带婴儿用品。

初产妇出现规律宫缩后应入院待产，个别孕产妇出现胎膜早破，即使无宫缩也应及时平卧入院，避免脐带脱垂发生。

医生和患者要支持自然分娩，减少不必要的医疗干预。

5. 产褥期保健要点

阴道分娩之后几天，会阴伤口会出现疼痛，一般情况下，经过住院期间每天的会阴护理，4 整天均可顺利拆线出院，剖宫产术后 5 整天就可以拆线出院。住院期间要经过乳房肿胀、泌乳的过程，在医护人员帮助下，一般不会出现乳腺炎情况。但出院后如果处理不当，最常见的产褥期发热就是急性乳腺炎。所以产褥期保健的重点为乳腺、观察恶露以及新生儿护理。

孕期检查日程

孕前　要进行孕前咨询，孕前 3 个月口服叶酸制剂 0.4mg/日至孕后 3 个月。

孕 12 周　全面检查，包括基础血压、体重，了解有无不良孕产史、家族有无遗传病史。全身查体了解有无器官病变，阴道检查有无生殖道畸形。全面化验检查：血、尿、便常规，血型，宫颈防癌涂片，肝功、肾功、血糖（空腹），甲、乙、丙、肝，性病包括艾滋病，心电图等。

孕11周~14周　B超检测，进行第一次染色体畸形筛查。

孕16周~20周　通过血生化进行第二次染色体畸形筛查（唐氏筛查），高风险或有高危因素，建议羊水穿刺进行诊断。

孕20周~24周　B超筛查胎儿形态异常。

孕24周~28周　25岁以上孕妇常规糖尿病筛查，异常者或有高危因素需进行糖耐量试验。

孕28周前　每四周产前检查一次。

孕28周~36周　每两周一次检查。

孕36周~41周　产检及胎心监护每周一次。对高危人群相应增加产检次数。

孕期至少两次孕妇学校学习。

三、妊娠期饮食与营养

我国是一个幅员辽阔的国家，物产非常丰富，随着人们生活水平的提高，营养饮食已经不是现在需要解决的难题，但几乎所有孕产妇都很关心一个问题：吃什么怎么吃才能生育一个聪明伶俐、活泼可爱的宝宝？

孕期营养不良可造成胎儿出生低体重、早产儿、脑发育不良、先天畸形，使围产儿死亡率增高。但营养摄取过度，易造成巨大儿、妊娠期糖尿病、阴道难产等，也增加围产儿患病率。

那么怎样饮食为适中？孕期要求孕妇体重增加量为：孕早期无明显变化，孕中晚期0.3~0.5千克/周。

（一）孕妇每日膳食推荐量

谷类（米、面及各种杂粮）：每日400～500克，以提供主要的能量来源，并提供蛋白质及B族维生素。

豆类及豆制品：每日50～100克，这是优质蛋白质的植物来源，并提供丰富的矿物质。

肉、禽、鱼：每日50～150克；鸡蛋每日1～2个，提供优质蛋白质、矿物质及维生素，有条件的可经常适量食用动物肝脏以补充铁的摄入。

鲜牛奶或羊奶：每日250～500毫升，提供优质蛋白、钙及维生素。个别孕妇如食用鲜奶出现腹胀及不适，可改用酸奶或豆浆。

鲜蔬菜及水果：每日400～500克蔬菜及100～200克水果，是矿物质、维生素和食物纤维的主要来源。蔬菜中绿色及黄绿色菜应占一半以上。

烹调植物油：每日15～20克，盐、糖适量。

（二）孕期应注意哪些饮食习惯

首先，要合理安排饮食：对体重适中的孕产妇，按上述介绍的膳食标准调整饮食，增加优质蛋白质如奶、蛋、瘦肉、鱼、虾、豆制品等。其次，保证一日三餐，特别是早餐，少食多餐，正餐间可加餐。第三，可以适量饮淡茶。孕期禁忌减肥。

四、高龄产妇应小心

我国职业女性非常多，很多女性在事业上非常成功，但等她们事业稳定，已经超过了最佳受孕年龄。年龄≥35 岁初次或再次怀孕妇女，我们称为高龄产妇。

那么高龄妇女怀孕有什么风险吗？

高龄妇女怀孕后主要面临的风险是染色体畸形胎儿率增加。30 岁怀孕时 21－三体综合征发病为 2‰，35 岁约为 4‰，40 岁为 14‰，所以在临床建议年龄≥35 岁孕产妇（或男性≥45 岁）在孕中期直接接受羊水穿刺检测胎儿染色体。

另外，高龄妇女妊娠期间高血压及妊娠期糖尿病等发病率明显增高，早产、新生儿出生低体重、前置胎盘、剖宫产等发病风险均增高。

唐氏综合征

在产前检查中，孕 15～20 周的孕妇必须做的检查中有一项叫唐氏综合征。唐氏综合征是一种先天性呆傻畸形，是因为 21 号染色体异常造成的，也称 21－三体综合征。唐氏综合征是一种偶发性疾病，发病无明显的种族差异和宗族积聚现象。

唐氏综合征的发病率约占新生儿的 1/600～1/800，发病率是随着孕妇年龄增高明显上升，25～35 岁发生率为 0.15%，35 岁为 0.25%，35 岁以上为 1%～2%，40 岁以上为 3%～4%。迄今为止，医学上对该病尚无有效的预防和治疗措施，唯一可以采取的手段就是尽可能早期发现，终止妊娠，因此产前唐氏综合征筛查非常必要。

在目前的产前检查手段中，可以筛查唐氏综合征的方法有两种：第一，超声筛查：通过对孕 10～14 周的孕妇测量胎儿颈项透明层（NT）进行检查；第二，血清学筛查：通过对孕 15～20 周孕妇外周血清中甲胎蛋白（AFP）、人绒毛膜促性腺激素（HCG）以及血游离雌三醇、血浆蛋白 PAPP－A 的检测，筛查高风险个体，提供孕妇患病风险值。

如果报告为高危，说明患病风险较大，这部分孕妇需要进一步羊水穿刺进行诊断。本方法检出率约为75%～85%，说明有一定假阳性率。同样如果报告为低危，也不能完全排除胎儿患病的风险性。

唐氏患儿先天智力低下，会给家庭和社会造成极大的心理和经济负担。

五、如何坐好“月子”

产褥期俗称为“月子”，指从胎盘娩出至产妇全身各器官除乳腺外恢复或接近正常未孕状态所需的时间，一般为6周。在我国，受传统习俗的影响，人们习惯上将产后1个月的休养恢复时间叫“坐月子”。这期间，产妇要遵循一系列生活习俗，例如：必须待在家里，不能外出，只能吃一些特殊的食物，除了喂养孩子，不做任何家务等。这些行为中有些对产妇和新生儿有一定的保护作用；有些没有科学根据，仅仅是一种传统习惯；有些则会引起不良后果，国内多有坐月子导致产褥感染、产褥期中暑等报道。坐月子是中国及亚洲部分国家和地区特有的风俗习惯，在欧美等西方国家则没有“坐月子”之说。

（一）产妇的正确生活起居

现代人应如何科学看待“坐月子”呢？

传统认为，生产完后，产妇应静卧1个月，不能有任何活动，而且还非常讲究卧床的姿势，宜仰卧，不宜侧卧，宜竖膝，不可伸足。传统的卧床休养以及饮食上的恶补，使得许多产妇的体重直线上升，造成肥胖。中国现代保健理论认为，产后应该进行适量运动，鼓励产妇产后 24 小时少量活动，随后可做产褥期体操，逐渐增加运动量，但应避免长时间的站立、蹲位及手提物品。

1. 饮食行为

在“月子”里，传统上要每天进食大量鸡蛋、鸡汤及肉类，喝米粥糖水，不吃任何生冷食物，包括水果、蔬菜等。这种偏食、忌口的现象，易引起不同程度的机体功能障碍，如出现营养不良、贫血、电解质紊乱、伤口愈合不良等。现代产褥期保健认为，产后应多吃营养丰富、易于消化的半流质食物，每日增加 1 ~ 2 餐，禁食刺激性太强的食物，例如辣椒、酒、咖啡和浓茶等。

2. 卫生行为

传统的习俗主张产后慎梳头洗足，以百日为度，要求产妇不能刷牙，不能洗头，不能洗下身，不能洗澡等，使得产妇的卫生状况下降，增加了感染性疾病发生的机会，经常有产妇口腔感染发生，其原因是月子里不刷牙导致牙龈红肿、出血等。现代保健理论认为，由于产后体内新陈代谢的改变，皮肤汗腺分泌功能旺盛，常以出汗的方式把组织储留水分大量排出，因此，在产褥期初期产妇出汗特别多，产后几天应该用消毒液对外阴进行清洗，5 ~ 7 天后用水清洗，为了保持口腔卫生，产褥期应该照常刷牙。

3. 居住环境

有的产妇在坐月子时，窗子不但关得很严，而且连窗缝也要糊上，门上还要加布帘子，在盛夏也是如此。其实产后休养的环境应该清洁安静，空气流通，阳光充足。屋子封得过严，室内通风不好，空气不新鲜，没有阳光照射，容易滋生细菌，不利于产妇和新生儿健康。另外，长期生活在这样一个屋子里，一旦产妇和新生儿开始室外活动，会不适应室内外环境变化，很容易出现各种病症，提倡开窗通气，勤晒太阳，进行适当的室外活动。

4. 衣着被褥

在传统的习俗中，妇女在月子里不能穿拖鞋，不能露皮肤，要包着头，穿厚衣服，盖棉被等。现代保健理论认为，由于产妇产后汗腺分泌旺盛，稍微活动或进食就会出汗，如果穿得过多，加之室内不通风，吃过热的食物，很容易中暑，建议产妇勤换衣裤，不要穿得太多。许多产褥期疾病可导致远期不良后果，产褥感染、产后出血、贫血是最常见的产褥期并发症，它们都可影响产妇生殖系统的恢复，可造成不孕、子宫脱垂、盆腔慢性炎症，严重影响妇女身心健康。

5. 饮食营养

月子里产妇需要大量营养，以补充在孕期和分娩时消耗的能量，但在产后一两天最好吃些清淡且易消化的食物，以后逐渐增加含有丰富蛋白质、碳水化合物以及适量脂肪的食物。

每日应包括：主食500克（馒头、面条、米饭）；肉类或鱼类150～200克；鸡蛋3～5个；豆制品100克（豆腐、腐竹、豆腐皮等）；豆汁或牛奶250～500克；新鲜蔬菜500克（菠菜、白菜、芹菜、萝卜、菜花、油菜、芸豆、黄瓜等）；饭后半小时吃1～2个水果（苹果、橘子、香蕉、梨等）。

饮食要多样化，要注意粗细、荤素搭配。

另外，菜式上应以汤菜为主，每餐都要有一个汤（鸡汤、鱼汤、菜汤、稀饭等）。饭菜既不过甜，也不过咸。夏天水果洗净去皮即可食用，不需加温，但刚从冰箱中取出的水果应放在室内过一会儿再吃。北方冬季寒冷，可将水果放入温水中浸泡半小时再吃。科学建议：产妇应有规律地进食，尽量做到营养均衡，少食多餐。

小米粥和鸡蛋这两样食物，被老人们视为“标准月子餐”的必备品。经专家介绍，新鲜的小米粥是有营养的，完全可以作为月子餐的一个组成部分；鸡蛋亦富含蛋白质，也是月子餐的组成部分之一。但每天喝小米粥配 7～8 个鸡蛋不换口味，只会让产妇倒胃口，过量摄入的蛋白质也无法为人体所吸收。

除了过于单一的月子餐为产妇带来困扰之外，高脂防、高热量、高蛋白的月子餐也令新妈妈们感到头疼。传统上认为，成功地催乳主要靠鸡汤、鱼汤中的营养成分，其实不然，妈妈分泌乳汁根本上是依靠新生儿吸吮母亲乳头的刺激所产生的反射性反应。因此也可以说，妈妈的乳汁会随着宝宝吸吮能力的增强而增加。如果新妈妈在母乳喂养的初期就坚持直接喂养的方式来进行母乳喂哺的话，母乳喂养的成功几率就大大增加了，光靠老母鸡汤或油腻的鱼汤来促进泌乳的做法是不科学的。此外，鉴于因分娩所导致胃肠肌张力及蠕动的减弱还需要一周左右的恢复期，因此，产妇在产后一周之内不宜进食比较油腻的鸡汤、鱼汤等营养汤汁，只有适时、适量地摄入高营养汤汁，才能有效地刺激泌乳。

(二) 月子里吃的宜忌

过去，产妇往往是不让吃这，不让吃那，有的地方至今流传着月子里除了吃小米粥和鸡蛋，其他什么都忌，这种忌口的习俗是不科学的。这是因为坐月子期间需要大量的营养，一是用来补充怀孕和分娩时身体的大量消耗，二是要产生大量的乳汁来哺育宝宝。若忌口太多，饮食过于单调，就满足不了需要。所以说月子里五谷杂粮、鸡鱼肉蛋、新鲜蔬菜和各种水果都可以吃，并且要比平常多吃一些，才能保证产妇自身和婴儿的需要。那么，是不是月子里的产妇什么都能吃，不需要任何忌口了呢？其实不是的。月子里吃上还是有一些禁忌的。

1. 忌食辛辣

韭菜、蒜薹、辣椒、胡椒、茴香、酒等食物与饮品，性味辛辣，温燥，过食可使产妇内热上火，口舌生疮，便秘或痔疮发作，婴儿吃奶后会引起口腔炎、流口水等毛病。所以，以上辛辣之品作为调料是可以的，但不能多吃。

2. 忌吃冷饭

有的产妇喜欢吃冷饭，这是不科学的。因为冷饭易损伤脾胃，影响消化功能，造成腹泻。中医认为“热行寒滞”，生冷之物易致淤血滞留，而引起产后腹痛、恶露不行等疾病。

3. 忌食麦乳精

有的家庭认为麦乳精是补品，给产妇大量饮用，结果越喝麦乳精越没有奶哺喂婴儿，这是为什么呢？因为麦乳精的主要原料麦芽糖和麦芽酚都是从麦芽中提取的，而麦芽是中医退奶的主要药物，所以坐月子期间不能饮用麦乳精。

4. 忌饮茶

产妇在喂奶期间忌饮茶，这是因为茶内的咖啡因可通过乳汁进入婴儿腹中，引起婴儿肠痉挛。常饮茶的产妇哺育的宝宝经常无缘无故地啼哭，就是这个道理。

另外，除了营养补充和忌口外，从健康角度还应考虑：

为防止雀斑，多食用含维生素 C 类水果，如柠檬、葡萄、柚子、猕猴桃等。

为保养肝功能，应多多休息。

为防止脱发，除了多吃牛奶、鸡蛋、豆制品，还应多吃核桃、花生及海藻类食品。

为防止皮肤粗糙，应多补充水分和富含维生素 A 的食物，如鳝鱼、鸡蛋黄、奶油、动物肝脏、绿色蔬菜等。

（三）产后易出现的心理问题

1. 产母郁闷

产母郁闷是指从分娩开始至产后 10 日内出现的短暂的轻微的心境不良状态。患病率在 15% ~80% 之间。

原因及影响因素：

分娩后体内雌激素和孕激素急剧下降；

生活中的琐事：如家属未来探视、丈夫沉默不语、新生儿黄疸、乳汁分泌过少、延缓出院及产后小便潴留等。

主要症状特点：

郁闷、易落泪、哭泣、不安、轻度情绪紊乱、易疲乏并伴随焦躁；

可持续数日，但一般都能恢复正常。极少数人可发展为产后抑郁。

处理方法：

在产褥早期给予产妇足够的关心帮助，极富有同情心地倾听，而非批评式的劝导。

2. *产后抑郁*

指产后 6～8 周发生的抑郁，病程较产母郁闷长。我国报道发生率在 15%～30%。

病因和影响因素：

产后 β－HCG、雌激素、孕激素、皮质激素急剧下降。

产后垂体、甲状腺功能低下。

遗传因素。

躯体并发症。

既往病史。如曾患经前抑郁和经前期综合征者。

社会因素。孕期所遇到的应激生活事件，如夫妻分离或关系不融洽、亲人死亡、失业、住房拥挤、经济困难及缺乏家庭支持等。

心理因素。如以自我为中心、情绪不稳定、好强求全、固执、认真、保守、严守纪律、人际关系紧张。

所有妇女在孕期及产后第一个月均有心理“退化”，即她的行为变得更原始或具有孩子气，这可引起早期冲突。由于冲突未解决或刚做母亲不适应所造成。

主要症状特点：

产后抑郁与一般抑郁症状相同，但症状发生缘由往往以关于婴儿或丈夫的事为主。

自责自罪，对孩子表现出强迫性担心或恐惧症，失去育儿的自信心，有时害怕接近新生儿，自杀企图的危险也较大。

睡眠障碍者会感到疲乏、烦躁、易怒等。

处理方法：

以心理治疗和药物治疗相结合 。

六、新生儿护理

随着母婴同室的建立，新生儿的护理由过去的封闭式集中护理转变为在产妇及家属贴身的开放式个体护理，因此，指导妈妈如何观察与护理新生儿尤为重要。

（一）出生后即刻护理

新生儿娩出后，将其置于保暖操作台上，迅速清除口咽、鼻腔内黏液，使呼吸道通畅；娩出后结扎脐带，再用消毒纱布擦去婴儿身上的血渍，胎脂较多时，不必全部擦净，因为其有保护皮肤的作用。由于新生儿的体温调节中枢还未发育成熟，因此出生 24 小时内应严密观察新生儿体温及皮肤颜色，监测体温每天 4 次。对体温不升者，可将新生儿放在母亲身边，或置于温度为 28℃的辐射台上，专人守护直到体温正常回升。

对新生宝宝来说，最重要的就是首先要坚持母乳喂养。母乳能提供给宝宝最天然有效的免疫保护，但是，如果因为某种原因不能母乳喂养时，可以为宝宝选择添加成分接近母乳组合比例的配方奶粉。纯母乳喂养的宝宝是不需要添加水或果汁的。

母乳是婴儿最佳的营养食品，新生儿在出生 30 分钟内开始吸吮，每次 10～20 分钟，24 小时吸吮 8～12 次，只有有效的吸吮方能提早乳汁分泌的时间，增加乳汁量。妈妈要增强哺乳信心，坚持按需哺乳。频繁吸吮，能够满足新生儿的生理需要，防止低血糖及有助胎粪早排。哺乳后应将新生儿竖起，轻拍背部，防溢奶。新生儿内侧卧或平卧头偏向一侧，可将头抬高倾斜，避免溢乳造成呼吸道堵塞或窒息，亦有利于婴儿呼吸通畅。

（二）新生儿常见部位的护理

1. 脐带的护理

新生儿出生后，脐部用无菌气门芯扎紧，无菌绷带包扎，第二天沐浴后，不再包裹脐部，只需用 3% 的过氧化氢或 95% 的乙醇棉签擦脐凹陷处及脐残端，保持脐部清洁干燥。日常护理时，不要把脐带露在外面的一端包在尿布或纸尿裤里，防止尿液对它造成污染。用棉球蘸一点医用酒精，每天沐浴后或在每次换尿布的时候轻轻擦在脐带的根部，保持干爽并仔细观察这个部位，留意是否有感染的迹象——包括过多的流血、有难闻的气味或者是有液体流出。一旦发现这些症状，应该尽快看医生。如果孩子发烧也可能是感染导致，同样需要及时去医院，绝对不要试图自己去除脐带。

2. 眼部护理

由于胎儿在宫内受羊水中物质的刺激或通过产道时接触含细菌的黏液，出生后的新生儿易出现结膜炎，可用洁霉素眼液滴眼，每天 3 次，2～3 天后可治愈。

如果宝宝醒来的时候，眼睑上有硬皮儿，他很可能是得了结膜炎。让宝宝仰卧，用纱布蘸温水将眼睛的分泌物擦掉，把眼药水滴在宝宝内侧的眼角，别担心他闭上眼睛药水会被挤出来，只要一眨眼，药物就会回到眼睛里的。给宝宝清洁完眼睛，千万记得要洗手，因为眼部的感染是会传染的。要定时清洗宝宝的毛巾、被褥和枕巾等，一定要和家里其他的毛巾、被褥等物品隔离。

3. 皮肤护理

保持新生儿皮肤清洁，每日洗澡 1 ~ 2 次，室温保持在 22℃ ~ 24℃，相对湿度维持在 55% ~ 60% 为宜，水温保持在 38℃ ~ 41℃，避免着凉。新生儿沐浴后暂不用爽身粉，因为粉末易堵塞皮肤毛孔，影响皮肤新陈代谢。

4. 臀部护理

臀部护理最重要的一点是预防尿布湿疹。要经常给孩子换尿布，大小便后用温热水清洗臀部，预防红臀的发生。确保孩子使用尺寸合适的尿布：太紧的尿布很容易变得潮湿，更容易滋生细菌。如果孩子得了尿布疹，最好不要再用湿纸巾给孩子擦拭了，可以换用浸了温水的软棉布。在换上新的尿布之前，先停几分钟，等小屁屁变得干爽。也可以用吹风机，调到常温那一档，吹吹小屁股。给屁屁抹上护臀膏（最好选择不含羊毛脂成分的，否则容易引起过敏），最后再换上干净的尿布。如果尿布疹持续好几天没有好转的迹象，就需要看医生了，因为宝宝可能需要特别的药物来解决问题。

5. 清洁耳朵

不要用棉球或者棉棒来清洁宝宝的耳朵，因为这样反而可能把耳垢推到耳道更深处或者戳伤耳膜。把一块柔软的棉布浸在温水里，再将棉布拧干，将棉布的尖放在宝宝耳道口处，不用将棉布伸到耳道里，多余的耳垢会慢慢地被吸出来的。记住，耳垢是一种天然的润滑剂，它可以保护宝宝耳道免受细菌的伤害。

6. 处理鼻涕

正常情况下，大部分的鼻涕会自行消失。不过，如果鼻子被过多的鼻涕堵塞，宝宝会变得很难受，这时可以用球形的吸鼻器把鼻涕清理干净。让宝宝仰卧，往他的鼻腔里滴一滴盐水溶液，把吸鼻器插入一个鼻孔，用食指按压住另一个鼻孔，把鼻涕吸出来，然后再吸另一个鼻孔。让宝宝房间里的湿度始终保持在适当的水平，有助于保持鼻腔的通畅。还有一个可以让鼻腔通畅的办法就是：在浴室里放一些热水，然后把宝宝带到充满蒸汽的浴室里。

（三）特殊生理状态的护理

1. 预防感染及出血

新生儿血中凝血酶原不足，易引起出血。所以新生儿出生后应肌肉注射维生素 K_1，每天 1 次，连用 3 天。对剖宫产及阴道难产的新生儿，出生后应肌肉注射青霉素 10 万 ~20 万单位，每日 2 次，连用 3 天。

2. 生理性体重下降

出生 1 ~3 天，由于新生儿摄入较少，排出水分相对较多，出现生理性体重下降，一般不超过体重的 10%，10 天左右体重恢复到出生时体重。如果体重下降超过10%，要视妈妈乳汁量和新生儿呼吸情况，加强喂哺，同时应加强对新生儿的观察。

3. 生理性黄疸

新生儿出生2~3天，由于体内红细胞破坏过多，肝内葡萄糖醛酸转换酶活力不足，出现生理性黄疸。通常见到新生儿皮肤呈黄色，5~6天最明显，10~14天逐渐消退，不需处理。新生儿在出生后5天如皮肤黄染颜色加深，应考虑病理性黄疸可能性，及时到儿科检查治疗。

4. 乳腺肿大

受母亲雌激素水平的影响，男女新生儿出生后3~5天均可能发生乳腺肿胀，2~3周逐渐消退，勿用手挤压，以防感染。

5. 假月经

有些女婴出生后5~7天阴道可出现分泌物或少量出血，属正常现象，2~3天可自然停止，一般不必处理。

6. 口腔内改变

新生儿上腭中线和齿龈切缘上常有黄白色小斑点，是上皮细胞堆积，出生数周至数月可自行消退。

此外，母婴房间应阳光充足，每日通风两次，每次30分钟，保持空气流通、清洁。护理新生儿前后应洗手，患上呼吸道感染、腹泻、皮肤感染及传染病者不可接触新生儿。同时，新生儿衣着应宽松，便于增加活动量，促进体重增长。

七、母乳是婴儿最好的食物

以母亲分泌的乳汁喂养婴儿的喂养方式叫母乳喂养，以奶粉等喂养婴儿的方式叫人工喂养。母乳是婴儿最适宜、最优良的天然食物，其营养成分最适合婴儿需要又易消化吸收，还有大量活性免疫物质，可增强抗病能力。可直接喂哺，不需消毒，经济又方便，尚可促进母婴感情，亦有利于母亲产后康复。

故世界各国大力提倡母乳喂养，推行爱婴医院，主张母婴同室，促进新生儿实行早吸吮、按需哺乳，帮助母婴正确掌握哺乳技能，保证母乳喂养成功，使婴儿身心健康，茁壮成长。

（一）母乳喂养的优点

首先，母乳含有婴儿生长发育所必需的全部营养成分，而且其成分及比例还会随着婴儿月龄的增长而有所变化，即与婴儿的成长同步变化，以适应婴儿不同时期的需要。母乳中所含蛋白、脂肪、糖类、多种维生素、消化酶等，含有婴儿出生后4~6个月内生长所需的全部营养物质。母乳中有牛磺酸等氨基酸，对婴儿大脑的发育有促进作用。

其次，母乳中含有丰富的免疫物质，能增强婴儿的抗病能力。如各种免疫球蛋白、白细胞、双歧因子等。特别是产后头几天，母乳含有更多的抗体和白细胞，可保护婴儿免受可能遇到的感染。

最新研究发现，母乳中所含的丰富的阿尔法乳清蛋白能让孩子消化吸收得更好，而且阿尔法乳清蛋白含有丰富的色氨酸，是调节婴儿睡眠、情绪和食欲的重要营养素。

第三，母乳中的营养成分能充分被婴儿消化吸收，还能使大便柔软通畅。母乳中钙、磷比例合适，能使小儿少发生佝偻病。

第四，母乳喂养婴儿发生变态反应较少。

第五，母乳无菌，温度合适，喂养方便。

第六，母乳喂养有利于母婴双方的亲近和心理健康。哺乳时，母亲把婴儿抱在怀中，肌肤密切接触，眼睛相互对视，进行感情交流，是对婴儿的良好刺激，使婴儿有安全感和满足感。母亲对婴儿寒暖、疾病能及时观察，便于及早发现。

医学专家提倡母乳喂养至少4个月以上，最好维持一年。乳汁营养是维持生命与生长发育的物质基础，同时也是健康成长的关键。婴幼儿（0~3岁）生长发育迅速，是人一生中身心健康发展的重要时期，需要大量的营养素，合理营养将为其一生中体力和智力的发展打下良好基础，而且对于某些成年或老年疾病（如肥胖、心血管病、某些肿瘤等）的发生也有预防作用。另据报道，母乳喂养可避免婴儿过敏（据称全球22%的人口患有不同程度的过敏症）；婴儿期吃母乳，儿童期少尿床。另外，过早断奶，可能导致孩子成人后酗酒。总之，母乳喂养好处多多。

（二）非母乳喂养应注意事项

人工喂养应根据条件和各地区生活习惯，因地制宜。常用的人工喂养食品有：

1. 鲜牛奶

牛奶与母乳的热能大致相等，仅营养成分有差异，但鲜牛奶不利于婴儿的消化吸收。

用鲜牛奶喂养4个月以内的婴儿，需加水稀释。一般按每天每千克体重110毫升计算，鲜牛奶加水比例随着婴儿的月龄从1∶1增至4∶1。调制的鲜牛奶须经煮沸灭菌，方可喂养。

2. 全脂奶粉

由鲜牛奶加工而成。在加工处理过程中，奶中酪蛋白颗粒变细、变软，故较鲜牛奶易消化。用水冲调即可作为婴儿食品。调制方法：按容积比，1份奶粉加4份水；按重量比，1份奶粉加8份水。目前市售的母乳化奶粉（配方奶），其营养成分比全脂奶粉更适合婴儿喂养。

3. 代乳粉

常由奶粉加其他营养成分组成，也是不错的选择。

因母乳不足或其他原因不能全部用母乳喂养，加用羊奶、牛奶或代乳品喂养婴儿称为混合喂养。混合喂养可在每次母乳后补充喂食，也可在一天中喂养几次代替母乳。但全日母乳次数不应少于3次，否则母乳就可能迅速减退，甚至消失。混合喂养能摄取一定量的母乳，比人工喂养要好。但是，若母乳的确量少，无法满足小儿的生理需求时，最好在混合喂养4～5个月后，改为人工喂养。

非母乳喂养一定要注意蛋白质的补充，否则，对孩子的大脑发育不利。

八、辅助食品的添加

（一）辅食的添加月龄

母乳喂养的婴儿添加辅食应在满4～6月后，婴儿开始出现吸吮的动作，就能添加。但是确定添加时间，关键还是要看婴儿的实际需要，如有饥饿感且张口，说明有进食愿望的婴儿，能在成人喂食下添加辅食。

宝宝4~6个月添加辅食比较好，因为宝宝的味觉在6个月时发育比较敏感，如果在这个时候让他接触很多食品，长大以后一般不会有偏食、挑食等问题。添加辅食也有技巧，那就是，在母乳喂养之前，让他尝一尝这种辅食的味道，如果母乳喂养后孩子没有吃饱，再给他吃辅食，因为在母乳喂养之前，孩子处于饥饿状态，那时让他尝辅食的味道，比较容易接受。

（二）辅食添加顺序及量

1. 添加辅食的顺序

一般来说，先给宝宝添加蛋黄、谷类等，比如从米粉、蛋黄这两样东西开始，每隔一到两周给他添加一种新的食物品种。在这期间，让宝宝有一个适应的过程，添加之后，观察他是不是对这种辅食适应。比如观察宝宝的精神状况，有没有发烧、拉肚子或者不舒服等，还有大小便是否正常。如果这些都没有问题，那么隔一到两周后再添加新的食物品种。

在蛋黄、谷类添加完之后，依次添加肉类、鱼类、虾、水果、果泥、菜等，大人能吃的，宝宝也要逐步添加上去。不能在刚开始添加辅食时，就让宝宝吃鱼、肉，这样不容易消化，因为宝宝胃肠道的酶也有一个逐渐发育和完善的过程。

妈妈们要特别注意的是：水果不具备三大营养素——蛋白质、碳水化合物、脂肪中的任何一种，从严格的角度说，宝宝不能靠吃水果过日子。即使在4个月以后给宝宝添加水果，仍建议不把它作为辅食添加，因为它不是非常必须的。到宝宝半岁以后，才可把水果作为每天添加必不可少的一种辅食。

2. 添加辅食的量

年轻的妈妈一定要注意：不必第一次就要求宝宝吃很多。辅食添加应遵循从一种到多种、少量到多量的原则。在刚给宝宝添加辅食时，量应该特别少，因为宝宝吃完母乳后，可能只能喝下十几毫升比较浓的液体食物，如菜汤、果汁等，而固体食物也只能吃下几十克，甚至只有十几克。你可以在宝宝吃完母乳后，喂一到两勺米粉，或喂1/4个蛋黄，或更少。很多父母总是以自己的感觉来衡量宝宝，觉得宝宝只吃一两勺辅食，太少了，充其量只够塞牙缝。其实，这对于几个月大的宝宝来说，已经足够了。

随着身体发育需要以及对某一种辅食适应以后，宝宝可能吃得会多一些。

3. 添加辅食最佳时间

可以在母乳喂养之后，也可以在母乳喂养的间歇添加。

（三）辅食制作注意事项

辅食制作应遵循“多次、少量、现做”六字原则。宝宝刚开始添加辅食时，由于量比较小，所以在制作辅食的时候，很多妈妈怕麻烦，就一次多做些，存到冰箱里，吃的时候，再拿出来加热。其实，冰箱里并不安全，细菌的感染在冰箱里仍然可以进行。我们主张宝宝的辅食尽量现做现吃。你可以把生食，比如猪肝等切成小块，分别用保鲜袋装起来，冻在冰箱里。每次只取出一小块做，而不是把一大块都做了。现在商场里有很多婴儿方便食品，如肉泥、蔬菜泥、肝泥等，其标签上都注明：一次吃不完，下次可以接着吃。如果这种食品不被污染的话，给宝宝吃非常方便。不过，有的父母在打开之后常忘记把剩下的存放起来，等到半小时或一小时之后，再盖上盖，放入冰箱里。在这段时间里，食品难保不被污染。

宝宝进食，不管是辅食添加还是母乳喂养，目的是满足身体发育需要，而有些父母把喂养宝宝当作家里贫富的象征，爱和关心表现为对宝宝过多的喂养，易产生喂养过度，导致肥胖而引发一系列的问题。不正确的喂养方式也能导致宝宝出现偏食、挑食，如父母本身对食物有一定的喜好，就把自己的喜好添加给宝宝，这是错误的。还有的宝宝把生理需要变成感情索取，体现在喂养的模式方面，让宝宝感觉吃饭是非常重大的事情，几个大人追着喂不说，宝宝还可以把吃饭的行为延伸为对其他东西的索取，如不看电视就不吃。这样宝宝不会明白，吃饭是生理需要，肚子饿了，就应该吃。比较好的家庭，主张宝宝在进食方面应尽早独立。国外有很多家庭是这样做的：父母提供食物，宝宝坐到餐桌旁，他想吃什么，吃多少，由他自己决定，这样对于孩子正常的生理调节起到很好的作用。

九、产后哺乳如何保障

母乳喂养是保证儿童健康、提高人口素质的一项重要措施。分娩后乳汁分泌的早晚和乳量直接关系到母亲喂养的成功与否。通过科学手段的促进，可使乳腺管提早通畅，产妇乳房分泌乳汁时间提前，并保证乳量充足。

正常经阴道分娩的足月初产妇，除乳头凹陷、乳腺炎患者、妊娠合并症和产后并发症者以及新生儿不能吸吮母乳者外，均应按产后常规进行早接触，早吸吮，按需哺乳。

（一）产前乳房的护理

产前从怀孕36周后就要进行乳房护理，包括：

纠正平坦和内陷乳头。凡乳头扁平或内陷的孕妇，在怀孕期间就应做伸展练习，方法是先在乳头两侧各放一手指，由乳头两侧向外拉，再用两手的手指分别放在乳头上下，作上下拉伸，每天2次，每次5分钟。这样可以纠正乳头扁平和内陷。

配置乳头罩。从妊娠7个月起佩戴，通过乳头罩对乳头周围组织的恒定、柔和压力致使内陷乳头外翻，乳头经中央小孔持续突起，为今后哺乳成功作准备。

乳房按摩。在妊娠7个月后进行，可增加乳房血液循环，促进乳腺发育。

擦洗乳头。从妊娠第7个月起，用温开水毛巾每日擦洗乳头，使乳头对刺激的耐受力增强，但应避免使用刺激性物质（如酒精等），以免乳头皲裂。

（二）产后坚持让婴儿早吸吮

新生儿出生后30分钟内，协助其在母婴皮肤接触的同时吸吮乳头。进行吸吮乳头训练时，协助产妇在分娩4天内每天让婴儿吸吮乳头6~8次，每次15~30分钟。还要按摩热敷乳房，在产后4日内每日两次做乳房护理。方法为：首先用温度为40℃~45℃的热毛巾盖住整个乳房，热敷时间为5分钟，然后用右手的食指、中指、无名指的指腹，从乳房根部向乳晕方向做螺旋式按摩，力度以产妇不出现痛苦表情为宜。

多数产妇在产后24~48小时内开始泌乳，乳量充足时间多在48～72小时。产后泌乳与射乳是在催产素与催乳素共同作用下完成的，产后第一天，体内的催乳素与催产素均未达到高峰，乳汁产生相对较少，而人为干预措施能够促进催乳素产生并引起射乳反射。产后第二天，其乳房充盈明显，人为干预的进行，也保证了乳腺导管的通畅。

乳汁能否顺利分泌，乳量是否充足，与婴儿频繁吸吮乳头有很大的关系。首次有效吸吮时间与乳量充足时间具有正相关系，即首次有效吸吮距分娩的时间越短，乳量充足时间就越早，反之，乳量充足时间就越迟。而最初两天的喂奶次数与乳量充足时间也呈正比关系，即喂奶次数越多，乳量充足时间越早。乳汁分泌充足的产妇喂养的婴儿表情安详，睡眠安稳，体重在生理性下降的范围内，并很快回升，大小便正常。

（三）做好各项哺乳的准备

保持舒适、温馨的休养环境。休养室空气清新，温度、湿度适宜，限制人员流动，可使产妇有充足的睡眠，体力恢复快，同时有愉悦的心境，可保证母乳喂养的成功。

要消除不良心理障碍，增强喂奶的信心。如果乳汁分泌迟，乳量充足所需时间较长，乳腺管容易堵塞，产生乳房胀痛。因乳房胀痛，产妇容易精神焦虑、睡眠不足，导致催乳素及缩宫素分泌减少，影响泌乳，乳汁进一步减少。

为保证泌乳顺利，还要对产后产妇实施饮食护理。以营养丰富、高蛋白、易消化的食物为宜，多喝汤水。这样可迅速补充因分娩而消耗的大量能量，同时可保证乳汁分泌有足够的能量来源。

学习掌握正确的喂奶姿势，可帮助婴儿进行有效的早吸吮，正确含接乳头，是不可缺少的。

产妇产前、产时、产后各个环节准备与产妇提早泌乳及泌乳量充足是息息相关的，也是母乳喂养成功的关键。

（四）饮食提供营养

母乳是宝宝最珍贵的营养食品，有的妈妈产后缺乳，一定非常着急，这里列举了一些民间常用的比较有效的催乳食谱，以供参考。

黄花菜瘦肉

取黄花菜 50 克，瘦猪肉 150 克，香油、葱、姜、盐、酱油、味精各少许。将瘦肉切丝，黄花菜洗净切段；锅内放香油烧热，下葱末及肉丝煸炒片刻，再下黄花菜同炒，加入全部调料稍炒即成。能补寒下乳，治产妇奶水不足、肾虚耳鸣等症。

鸡肉黄豆黄花菜

取鸡肉 150 克，黄豆 50 克，黄花菜 30 克，将三味菜共放砂锅内加水适量，炖烂熟后调味服食。每天一次，连用数天，治产妇乳少或无乳。

豆腐丝瓜汤

取豆腐两块，丝瓜 150 克，猪蹄 1 只，香菇 30 克，盐、姜、味精各适量。先将猪蹄煮烂，再入豆腐块、丝瓜片与香菇、调料，煮约 20 分钟即成。能补气血，疗虚弱，增进乳汁分泌。

黄酒炖鲫鱼

取活鲫鱼（或鲤鱼）1 条（约重 500 克），去鳞及肠脏，洗净，入锅加水适量，煮至五成熟，加入黄酒60毫升，继续炖煮，至熟，吃鱼喝汤，每日1次。适于产后气血不足，乳汁缺乏，对妊娠水肿亦有疗效。

花生黄豆猪蹄汤

取花生米60克，黄豆60克，猪蹄二只，食盐少许。先炖猪蹄半小时，捞出浮沫后再下花生米和黄豆，煮至蹄烂熟食饮，日用二次。能补脾养血，通脉增乳，治产后奶水不足。

鲜虾黄酒汤

取新鲜大虾100克，黄酒20毫升。将虾去须足，加水适量煮汤，再入黄酒20毫升，稍煮即成。吃虾喝汤，每日二次。适于产后体虚，乳汁不下。

猪蹄芝麻汤

取猪前蹄一只，黑芝麻25克。将猪蹄加水适量煮汤；黑芝麻炒焦研成细末，然后用猪蹄汤冲服黑芝麻粉，一日三次。能养血增乳，治产后奶水不足。

带鱼汤

取带鱼200克，将其头腮、内脏弃去，洗净，切段，入锅加水煮至鱼烂，稍加调料，食鱼喝汤，每日三次。能补血增乳，治妇女产后无奶及奶水不足。

红糖豆腐

取红糖120克，鲜豆腐120克。将红糖与豆腐加水共煮，数沸后吃豆腐喝汤，一次服完，每日二次。能补血通乳，治产后乳水不通。

豆浆冲花生粉

取生花生米15克，豆浆1碗。将花生米去皮，捣烂，用煮沸的豆浆冲服。每日二次，有补血增乳之功，治产后乳汁稀薄或奶量太少。

米汤冲芝麻

取大米（糙米）60克，芝麻15克，红糖5克，食盐少许。将大米加水煮烂，取汤备用；芝麻同食盐共炒干研为细末；用米汤冲芝麻盐末，加入红糖拌匀即可服食。能益阴增乳，治产后无奶或奶水不足。

荞麦花鸡蛋

取荞麦花50克，鸡蛋1个。将荞麦花煎煮成浓汁，打鸡蛋再煮。吃蛋喝汤，一日一次。能养血通乳，治产后奶水不足。

猪肝黄花菜花生

取猪肝500克，黄花菜50克，花生米60克。将三味菜同入锅内加水适量，炖烂熟后调味服食，一日一次，连用数天。治产后奶少或乳汁清稀及面色苍白等症。

另外，还有一些食疗方法，可治断奶时发生的一些问题，一并列在下面。

炒麦芽

取麦芽100克。将麦芽洗净、晾干，置锅内干炒至焦脆，研为粉末，用开水送服，每次25克，一日两次。有开胃消食、下气、回乳之功。治小儿断奶后，妇女乳房胀痛，乳汁郁积。

豆豉炒饭

取豆豉60克，食油、熟米饭适量。将锅内放油待熟后，先炒豆豉后下米饭，炒至饭为黄色即成。治断奶后乳房胀痛。

花椒红糖

取花椒12克，红糖30克。把花椒加水400毫升煎成250毫升，加红糖调服。每日一剂，连用3剂。可使产妇乳汁分泌终止。

八角茴香

取八角茴香6克。水煎服，每日二次，连服三天。可治断奶后乳房胀痛，乳汁不回。

红糖炒麦麸

取小麦麸20克，红糖30克。将麦麸炒黄后加入红糖再炒，趁热服下，用至乳回为止。

十、婴幼儿生长发育及特点

婴儿期是人一生中生长发育最快的时期，被称为生长发育的第一高峰期。其体格生长发育和消化及排泄器官发育都有其特点，本文将就此进行介绍。

（一）体格的生长发育

1. 体重

婴幼儿的生长发育处于动态变化之中，发育速度不均衡。年龄越小，增长越快，尤其是头6个月的婴儿生长最快。

新生儿平均体重为3.2～3.3千克，至半岁时约为初生体重的2倍，至1岁时增至9千克以上，约是出生时体重的3倍。1岁后增长速度减慢，至2岁时体重约12千克，为出生时的4倍，2岁以后的体重增长更慢，每年保持增长2.3千克左右。

出生时低于2.5千克则称之为低出生体重儿。在营养充足及无疾病干扰的情况下，足月胎儿通常在出生后3～6月内进入预定的生长曲线通道，沿着其遗传因素决定的生长曲线（或称为生长轨迹）生长。而低出生体重儿及高出生体重儿则往往需要接近一年或以上才能步入预定的生长轨迹。

在出生的头几天，通过喂养进入体内的水分不足，加上婴儿尚未适应宫外环境，水分丢失增加而引起婴儿体重生理性下降。通常3～4天时达最低点，丢失量一般不超过出生体重的10%，约7～10天恢复到出生时体重。随后的一年时间里保持高速增长。前6个月的婴儿，体重平均每月增长0.6千克，后6个月平均每月增长0.5千克，1岁时到达或超过出生时的3倍（>9千克）。婴儿体重可按下面公式估计：

前半岁体重（千克）＝出生时体重＋月龄×0.6

后半岁体重（千克）＝出生时体重＋3.6＋（月龄－6）×0.5

2. 身长

婴儿出生时身长约50厘米，头半年内增长约16厘米；后半年内增长不足9厘米；1岁时身长平均增至75厘米。幼儿的身长增长速度减慢，3岁时约为100厘米，为出生时身长的2倍。

3. 头围和胸围

新生儿的头围平均为34厘米，头围是指自眉弓上方最突出处，经枕后结节绕头的周长。它反映脑及颅骨的发育状态。出生时头围比胸围略大1～2厘米，平均约34厘米（男略大于女），1岁时增至46厘米，而第二年头围只增长2厘米，5岁时达50厘米。头围的大小与脑的发育有关。

胸围是胸廓及胸肌发育程度的指标。出生时胸围比头围小，婴儿期平均每月增长1厘米，但增长速度快，到6个月至1岁时，胸围和头围基本相等，称之为胸围交叉。胸围交叉的时间愈早，反映婴儿的身体愈健康，胸围开始超过头围反映胸廓和胸背肌肉在发育。

上臂围在出生后第1年内由11厘米增至16厘米，随后维持到5岁左右。

婴幼儿体格变化的速度很快，而营养是保证其生长发育的物质基础。每个细胞的增大和数目的增多，都需要大量的蛋白质、脂肪、碳水化合物、维生素、矿物质和水等。与成人相比，营养物质不仅要供给能量及细胞组织更新的需要。而且要供给其生长发育的需要；按每千克体重计算，婴幼儿的营养素需要量比成人多，而且营养质量要好。

由于人体体格的发育同时受遗传及环境因素的影响，对于那些遗传性体格较小的婴儿，在某一特定的时间测定的体格指标值往往难以反映其营养状态。而在不同时间多次测定的体格指标所得出的个体生长曲线，并将个体生长曲线与群体的生长曲线比较，才能判断个体是否偏离其特定的生长轨迹，从而判断该个体是正常还是出现生长受限，或是正在追赶生长。

（二）器官及系统的发育

新生儿的消化器官已俱全，但发育未成熟，功能尚未健全。

1. 口腔的发育

婴儿的口腔狭小，嘴唇黏膜的皱折很多，两颊部有两块丰富的脂肪，有利于婴儿吸吮。新生儿的涎腺发育欠成熟，唾液分泌较少，口腔内黏膜干燥易受损。同时唾液中淀粉酶含量低，不利于消化淀粉。到 3～4 个月时唾液腺逐渐发育完善，唾液分泌量增加，5～6 个月时唾液显著增加，往往流到口腔外，形成生理性淌口水，同时唾液中的淀粉酶也逐渐增加，消化淀粉类食物的能力增强。从 6 个月起，唾液的作用更为增强，这时婴儿逐渐可以吃些软质及固体的食物，同时咀嚼又可刺激唾液的分泌。

2. 胃的发育

新生儿的胃呈水平状，没有弯曲，形状不一，容量较小。胃贲门的括约肌弱，而幽门部的肌肉较紧张，因此吃奶后受振动易导致溢奶或呕吐。正常足月儿胃容量约为 25～50 毫升，于出生后第 10 天时可增加到约 100 毫升，6 个月约为 200 毫升，1 岁时达 300～500 毫升。新生儿的胃液和胃酸的量也较少，胃蛋白酶的活力弱，凝乳酶和脂肪酶含量少，因此消化能力受限，胃排空延迟。水在胃内排空的时间为 1～1.5 小时，人乳为 2～3 小时，牛奶则更长，为 3～4 小时。

人体在胚胎 19 周时开始分泌胃酸，34 周开始分泌胃蛋白酶。出生后头两天内胃蛋白酶、胃酸、促胃液素进一步增多。

数天后，胃蛋白酶和胃酸回到较低水平。出生后4个月内，胃蛋白酶与胃酸缓慢提高。胃蛋白酶和胃酸水平的升高与体重成正比。

新生儿胃液内并不含有凝乳酶，这与以前所认识的不同。足月儿胃黏膜虽较薄，但胃壁细胞群数量以单位面积计算，较成人为多。

3. 肠的发育

新生儿的小肠约为自身长度的6～8倍，至成人时仅为自身长度的4.5倍。肠壁肌层薄弱，弹力较小，肠黏膜的血管及淋巴丰富，通透性强。黏膜的绒毛较多，吸收面积与分泌面积均较大，有利于食物的消化和吸收。新生儿的消化道已能分泌消化酶，但消化酶的活力相对较差，特别是淀粉酶，胰淀粉酶要到出生后第4个月才达到成人水平。胰腺脂肪酶的活力亦较低，肝脏分泌的胆盐较少，因此脂肪的消化与吸收较差，但消化蛋白的能力较好。

4. 肾的发育

婴儿必须由自身的肾脏来完成产物的代谢以及维持体内环境的稳定。新生儿期的肾脏已具有与成人数量相当的肾单位，但结构尚不成熟。肾小球的滤过率仅为成人的1/4～1/2，肾小管的回收、分泌及酸碱调节功能也较弱。尿的浓缩能力、尿素及钠的排除能力有限。因此，相对于其他代乳食品，母乳的肾溶质负荷相对较低，目的是与婴儿肾脏的发育的成熟程度相适应。而新鲜牛奶蛋白质或矿物质浓度过高，可增加肾脏负担，易发生水肿及血中尿素升高。

5. 脑的发育

神经系统是人和高等动物生命活动的主要调节机关，机体各系统的正常生理活动都是在神经系统的统一支配下完成的。大脑是神经系统的高级中枢，控制和调节全身各系统的活动机能。神经系统在胎儿时期发育最早，尤其是脑的发育最为迅速，出生时脑重量约370克，占体重的1/8左右，而成人脑重约1500克，只占体重的1/40。6个月时脑重600～700克，2岁时达900～1000克，7岁时脑重已接近成人。大脑发育，尤其是大脑皮层细胞的增加、长大和分化，主要是在妊娠后期和在出生后的第1年内。在孕25周至出生后头6个月时为激增期，6个月后脑细胞增殖速度减慢而细胞体积增大。可见怀孕3个月后至出生后头6个月（主要是哺乳期）是大脑发育的最关键时期，也是智力发育的关键时期。脑发育的物质基础是各种营养素，营养缺乏将对脑细胞的增殖、分化及功能网络形成产生深远的影响。因为脑细胞的增殖、分化特点是一次性完成，错过这个关键时期，再也无法补偿，从而会影响终身的智力。

（三）婴幼儿的运动

说到锻炼，不少人立即想到打篮球、踢足球、跑步、游泳等运动。这当然不错，但对于婴幼儿，这些运动为时过早。那么如何帮助婴幼儿锻炼呢？

1. 婴幼儿的“三浴”锻炼

自然条件中的空气、日光、水是特别适合婴幼锻炼自已的适应能力。

空气浴 空气浴可以提高婴幼儿神经和心血管系统反应灵敏度，增强体温调节功能，以适应气温变化。同时，还可增强皮肤的呼吸作用，从新鲜空气中吸入较多的氧气，抑制一些细菌生长，防止感冒。空气浴的具体方法是：让婴儿裸体或穿单薄、肥大、透气的衣服，使皮肤广泛地接触空气。未满月的婴儿，可在20℃～24℃室内进行。满月以后，可在气温20℃以上的室外进行。每次空气浴的时间，可从开始时的几分钟，逐渐延长到10～15分钟，最长可达2～3小时。空气浴最好从夏季开始，逐渐过渡到秋、冬季节。可与各种活动如游戏、体操、走路结合起来。当气温在30℃以上时，不宜在阳光直接照射下进行空气浴。婴幼儿在气温14℃以下、较大幼儿在气温12℃以下，不宜进行空气浴。在整个空气浴过程中，要密切观察孩子的反应，如有皮肤发紫、面色苍白、发凉，应立即停止锻炼。

日光浴 它是预防佝偻病的主要措施，婴儿满月后即可进行。夏季可裸体，头戴白帽；春秋季气温在20℃～24℃时穿短衣裤；冬天可穿不太厚的棉衣，暴露头面部及手臂。夏季可在树下或凉棚下，避免直接暴晒。南方以上午8～10时、北方以上午9～11时进行为宜。春秋季可在上午10～12时进行。开始时间宜短，1～2分钟即可，如果无不适反应，可逐渐延长时间，每次增加1～2分钟。3岁以内婴幼儿每次不宜超过15～30分钟。空腹或饭后1小时内不宜进行日光浴。日光浴后应及时补充水分，注意观察日光浴时孩子的反应，如发现满头大汗、面红或有皮疹、精神萎靡等现象，应立即停止锻炼。

水浴 用水洗脸、洗脚、擦身或淋浴、冲洗等都叫水浴。水浴可清洁皮肤，预防皮肤病，提高大脑对体温的调节能力，增强体质。新生儿及婴儿宜行温水浴。室温20℃以上，水温37℃ ~ 37.5℃，在水中的时间为7 ~ 12分钟，同时可不断加温水，以保持其温度。每次浴后可用较凉的水（33℃ ~ 35℃）冲淋，随即擦干，用干的温毛巾包裹小儿。擦浴者，以软毛巾蘸水轮流擦婴儿左右上肢、下肢、胸、腋及背部等部位。注意动作轻柔，完毕后用干毛巾擦干，再穿上衣服，整个过程约5 ~ 6分钟。周岁以后的幼儿除温水浴外，夏季还可用冷水淋浴，水温从33℃ ~ 35℃左右开始，以后每2 ~ 3天降低1℃。较小的幼儿水温可降至26℃ ~ 28℃，较大的幼儿可降至22℃ ~ 24℃。可用冷水冲淋全身，但不要冲淋头部。冲淋时间约40秒。冲淋后即可用干毛巾吸干水分，再进行干擦，使皮肤发红，淋浴一般宜在餐前或午睡后。

游泳是水浴的一种好方式，可以增强孩子的肌力和心肺功能，防止感冒。

在孩子开展“三浴”锻炼的基础上，年轻的爸爸妈妈们，还可让自己的孩子进行适当的运动锻炼。

2. 婴幼儿期运动功能训练

刚出生的婴儿只能整天躺着，1岁左右就会走路，3 ~ 4岁时已能跳会跑，这是发掘婴儿运动功能的大好时期。如果能进行合理的训练，将会大大促进婴儿运动功能的发展，使其体格健壮，大脑聪明。

以下是在婴幼儿各个时期可供选择的训练手段：

2 ~ 3个月时，在婴儿空腹时，让他趴在硬床上，训练孩子抬头。

3 ~ 4个月时，当婴儿能用双臂支撑前身抬头时，可拿玩具在婴儿的头前左右摇动，训练婴儿转头和把头抬得更高。

4~5个月时，可以帮助婴儿练习翻身，让孩子仰卧在硬床上，妈妈一只手摇晃玩具，逗引婴儿向一侧转脸，另一只手则轻扶婴儿背部，帮他侧翻身。在婴儿能够自己翻身时，可以训练孩子翻转到趴的姿势。

5~6个月时，可以训练婴儿跳蹲。妈妈坐在椅子上，两手扶着婴儿腋下，让宝宝站在妈妈大腿上，一边说“跳一跳”，逗引婴儿，一边将婴儿提起，再放下，以锻炼婴儿双腿的支撑力。

6个月时，可以训练婴儿坐起。让婴儿仰卧，两手抓住妈妈的一个拇指，妈妈同时用一只手握住婴儿的两手手腕，另一只手则扶着婴儿头部坐起来，再让其躺下。如果婴儿头能挺直不向后倒时，可渐渐放开扶头的手。

6~7个月时，可以训练婴儿向前爬行。让婴儿趴在硬床上，把他喜欢的玩具放在伸手可及的地方，婴儿跃跃欲试，想向前爬，这时妈妈可以用手掌托顶婴儿的脚底，帮其向前取玩具。

8个月时，可以训练婴儿扶栏站立。把婴儿放在围栏内，婴儿为抓取栏上挂着的玩具，自己会扶着栏杆站起来，并挪动脚步。

9~10个月时，可以训练婴儿走路。让婴儿坐在学步车内，开始时可能会后蹲后退，大人可帮助扶车，向前推移，帮助婴儿双脚向前移步。

10个月时，可以训练婴儿站立和向前迈步。大人双手扶着婴儿腋下，帮助婴儿站稳后，慢慢放开手，并拍手说“宝宝乖乖，站得好”，以鼓励婴儿。当婴儿站稳后，可训练迈步。

大人握着婴儿的手，慢慢后退，牵着婴儿迈步向前，或者让婴儿手扶推车，慢慢向前推，学习迈步。

1岁以后，在天气及小儿身体状况良好的情况下，应多做户外运动，呼吸新鲜空气，感受不同的温度，对促进小儿感觉器官的发育、促进小儿的新陈代谢很有好处，还可增强体质，促进骨骼发育，提高孩子的抗病能力。

3. 3~5岁儿童锻炼的运动处方

体育活动是对孩子成长的一个重要生理刺激，对神经系统的生长发育有重要作用。大脑支配着各种复杂活动，各种反射活动反过来又促使大脑产生相应的条件反射，起到互助互惠的作用。

幼儿普遍具有强烈的运动欲望，对他们来说，身体运动是生活的需要，是快乐的源泉，这也是幼儿体育锻炼的基础。伴随着婴幼儿早期教育的开展和人们对早期教育认识的加深，开展婴幼儿体育运动对婴幼儿身体和智力发展的重要意义越来越受到人们的重视。研究发现：积极进行身体锻炼的婴幼儿，其身体生长发育水平和运动能力均比同龄儿童高。以身体运动为主的体育活动，适合幼儿的身心特点，是开发孩子智力、促进婴幼儿心理健康发展的有效手段。在体育活动中孩子们有多种角色可以扮演。

根据小儿的生长发育规律，此时小儿的锻炼，应以形式多样的游戏为主，强调活动的趣味性。在游戏过程中掌握走、跑、跳（双脚跳、单脚跳）、游泳、滚翻、抓握、投掷等基本技能。不要安排过多的比赛，比赛往往会影响小儿的学习过程。锻炼环境应尽可能选择温度变化较小、安全宽敞、地面较软而平坦的场所。

此外，3～5岁小儿运动技能的发展还应与生活能力的培养相结合，如从3岁左右起，即可开始训练小儿自己穿脱衣服、鞋子，自己洗脸刷牙等。这也有助于发展小儿肌肉群的协调性和灵活性。

（四）婴幼儿的营养平衡

在宝宝出生之前，其营养是由母亲来决定的。而出生以后是否能够健康地成长，很大程度上取决于合理的喂养，包括符合婴幼儿生理特点的营养素供给、适合婴幼儿消化功能的烹调方法及合乎婴幼儿心理和生理特点的食谱安排等，从而达到营养的均衡。

1. 热能是生命活动的动力

婴幼儿为了维持生命，促进生长发育，必须每天从食物中取得足够的热能。热能来源于食物中的蛋白质、脂肪和糖类。

婴幼儿所需热能要与生长的速度成正比例。如果饮食所供热能不符合这项需要，生长发育就会迟缓或停顿。

1岁以内婴儿体重增加最快，按每公斤体重每日所需热能，初生儿第一周时约为60千卡，第二、三周时约需100千卡，第二个月至第六个月时约需110～120千卡。1岁以内婴儿，以每公斤体重每日需110千卡热能计算，以后每3岁减去10千卡，至15岁时为60千卡左右。这种计算方法是根据正常婴儿所需热能的平均数。月龄相仿，体重相差较大的健康婴幼儿的需要量可以相差很多。

三大营养素的比例和相互关系与婴幼儿的生长发育密切相

关。0～1岁婴儿吃母乳或饮用牛乳，糖类以乳糖为主，但此阶段正是婴儿大脑细胞发育的高峰。大脑中除水分外，一半物质由胆固醇、磷脂、糖脂构成。因此婴儿食物中要有充足的脂肪，脂肪比例应占总热量的40%～50%。如婴儿在吃米糊的时候在碗里面加入一勺猪油，才能保证大脑的高度发育。2～3岁婴幼儿，以粮食中的淀粉为主要糖类，应占总热量的55%～60%；断奶后的婴幼儿，如有偏食、挑食等不良习惯，不吃五谷杂粮，鸡、鸭、鱼、肉，淀粉摄入量过少，总热量就不足。

一般是碳水化合物供热不足时，才动用体内储存的脂肪和蛋白质来供热，以致体重减轻、消瘦，严重时易发生浮肿。如长期热能不足，蛋白质食物作为热能消耗，影响了蛋白质补充机体组织的新陈代谢作用，因而婴幼儿生长缓慢而消瘦。反之，如不论餐次地喂养，使婴幼儿热量过多，造成脂肪细胞数的增多和增大，易引起营养过剩而肥胖。

合理的食物结构应该是主食与副食同时食用，这样才能充分发挥蛋白质的作用。如两者供给的时间相距在4小时以上，则蛋白质的利用率也会降低。因此，婴幼儿半岁以后，就应逐渐食用混合食物以平衡膳食。

2. 增加辅助食品与断奶

乳类虽然营养全面，但终究是流质食物，只能用于未出牙及胃肠道娇嫩的新生儿。婴儿3个月后，胃肠道消化酶的分泌逐渐完善；6个月后出牙，胃容量也较新生儿增长了3倍以上。此时应从流质、半流质到逐渐增加软质及固体食物，使婴儿咀嚼能力逐渐增强，为断奶作好准备。

我国的婴儿与国外的相比，6个月前发育基本相同，以后发育的距离渐渐拉大，主要原因就是没有抓住添加辅食这个关键环节。

大多数的婴儿应在1~3个月时添加维生素A、C、D、E。维生素A、D、E可以从服用鱼肝油、晒太阳中获得，维生素C可以从各种菜汁中获得。

3~4个月时开始添加含铁丰富的食物。但不能单纯以月龄的大小为依据，应从实际需要出发。因为母亲的奶量、婴儿的食欲、生长速度以及生理发展和活动等方面都不相同。如有的婴儿个头大、活动力强，就比文静的婴儿需要早些添加辅助食品。

添加辅食的原则

添加辅食要坚持从一种食物到多种食物、由稀到稠、由少到多的原则。每当添加一种新食物时，从一茶匙开始，观察第二天婴儿大便的颜色和气味，如正常，再逐渐添加另一种；如发现异常，即要停止。

在添加辅食时，膳食要注意平衡。婴儿若摄入蛋白质不足，碳水化合物过多，即摄入肉、蛋类少，主食和糖过多，就会不正常地积存一些脂肪，肌肉生长不好，出现一时性的虚胖。如碳水化合物供给不足，则会出现血糖降低和营养素缺乏的情况，使体内蛋白质作为热能消耗，形成营养不良。

应当如何搭配婴儿的饮食呢？下面介绍几种基本的辅助食品制作方法：

米粥：将米洗后，浸在水中，米与水的比例是1∶10，大火烧开后改为小火煮70分钟左右。中间不要加水或停火，煮至黏稠为止，放置5分钟后取用。

菜汁：将胡萝卜、白菜、菜花切碎，加水烧开后，关火焖

10分钟左右。婴儿1个月后即能在两次哺乳之间喂食菜汁。

菜泥：将胡萝卜、土豆煮熟调味后研碎，再用勺子边压边加牛奶。婴儿3～4个月时即可从一茶匙开始喂。

蛋黄：鸡蛋煮熟后，去皮，取出鸡蛋黄，压碎后加入碎米粥里喂食，4个月即可少量喂食。

添加辅食要过好两个关

要过开口关。不论是母乳喂养还是人工喂养，婴儿都只会做吸吮动作，不会张口咀嚼。添加辅助食品时，婴儿嘴唇接触到一些固体食物时，会试用唇的动作试吃食物，称为唇食期；当食物由唇进入口中时，会运用舌头的动作，叫舌食期；最后能在牙龈的动作下进食。要及早训练婴儿学会这一过程，使他们不断提高咀嚼和吞咽能力，体验不同硬度、脆度、黏度的食物。要让婴儿逐渐适应，过好张口关。

首先要训练婴儿张口。如果母亲启发诱导得好，过不了多久，喂饭时只要举起勺，宝宝就会张圆小嘴，用口腔的上下动作，把喂进嘴里的饭吃下去。小儿咀嚼时，口腔内分泌大量唾液，有利于食物的消化和吸收。

要过适应关。婴儿在出生后头几个月，由于唾液腺细胞不太发达，唾液分泌少，缺少酶，所以只能消化乳糖、葡萄糖。

从3～4个月起，婴儿的唾液分泌量开始增加，唾液内的淀粉酶才随之增加。因此，不宜过早喂食淀粉类食物。有些父母怕孩子吃不饱，未满月就加喂代乳粉、奶糕，结果由于食物中含淀粉类过多，在肠内发酵产生酸，刺激肠蠕动引起腹泻。

3. 婴幼儿均衡营养存在的误区

误区一：拼命给孩子吃补品。

均衡营养才是最关键的，过量的营养反而对身体有副作用，特别是热量补充过多，会造成儿童的肥胖，给孩子的成长埋下很多隐患。一般来讲，被确诊缺乏某种营养素，也应该在医生和营养师的指导下进行补充。

误区二：只吃洋食品，钟爱洋快餐。

进口儿童食品绝非百分之百完美，外国孩子的营养结构不一定适合中国孩子。特别要注意“高脂肪、高热量、高胆固醇”的“洋快餐”对孩子健康的影响，不要把“洋快餐”作为对孩子的奖励，否则孩子会对“洋快餐”产生“依赖”。偶尔吃一次也不是不可以，但吃过后一定要多吃蔬菜和水果去调节。

误区三：只喝乳饮料不喝牛奶，只喝果汁不吃水果。

用乳饮料代替牛奶，用果汁饮料代替水果，已是很普遍的现象，这都是广告惹的祸。乳饮料与牛奶的营养成分是有差别的。在生产过程中，乳饮料中加入了更多的食品添加剂。水果榨成果汁后，失去了对人体有用的维生素，加之平时饮食又很精细，对孩子身体的影响更大。

4. 粪便是婴幼儿健康的晴雨表

正常粪便含水分80%，其余是黏液细胞和食物残渣，包括中性脂肪、脂肪酸和未完全消化的蛋白质、淀粉和矿物质。

婴儿的大便能反映体内消化吸收的变化，并可以提示婴儿的健康状况的好坏。父母经常注意观察，可以及时发现问题，及早纠正。所以说，粪便是婴幼儿健康的晴雨表。

正常新生儿在出生 24 小时内即初次排便。最初 3 天内排的胎便，质黏稠，色深绿或黑绿，不臭，因为它是由脱落的上皮细胞、浓缩的消化液及胎儿时期吞入的羊水组成的。

母乳喂养的婴儿粪便：金黄色，软硬适中，偶尔微带绿色，酸而不臭，每日排便2~4次。

人工喂养的婴儿粪便：淡黄色或土灰色，较硬。因牛乳中蛋白质较多，所以有明显的蛋白质分解后的臭味，每日排便1~2次。

混合喂养的婴儿粪便：添加淀粉食物多时，大便深棕色，有泡沫，量多；吃菜泥食物多时，大便绿色，较稀；吃蛋白质食物多时，大便干燥，有凝块，色淡黄，呈碱性；吃脂肪食物多时，大便水泥色，油滑，排时成条形，后散开，酸性，有腥臭味；吃糖多时，大便软而糊，初排时黄色，渐变绿色，酸腥。如糖很多则促进肠蠕动，成泄泻，带出未消化的蛋白质和脂肪；吃肉多时，粪便黑褐色；吃副食多时，粪便泄泻，带出未消化的蛋白质和脂肪；喝水少时，大便棕黄色，颗粒状。

（五）婴幼儿的智力启蒙

随着宝宝的长大，宝宝间的生长差距也越来越大，有的活泼机灵，热情好动，善于学习和模仿；有的羞怯胆小，缺乏探索精神，接受和掌握新事物、新技能较慢。产生这些差别的关键在于是否给宝宝进行了计划周密、方法得当的早期智力开发教育。

1. 早期智力开发

（1）妈妈摸一摸，宝宝笑一笑

抚触是每个人都需要的，成年人也需要握手、拥抱，对婴幼儿来说更为必要。不仅能开发孩子的触觉能力，促进他们成长，还传递着父母的爱心，让孩子产生良好的情感体验，培养健康的心态，是亲子交流的绝佳手段。（抚触应在孩子清醒时进行，父母一定要洗净手，除去戒指、手链、腕表之类的饰物，以免划伤孩子。抚触时用力要轻柔，时间不宜过长，每天五六次，每次三四分钟即可。）

（2）美妙的声音让宝宝更聪明

尽早地训练与培养孩子良好的听觉，非常有益于孩子语言水平的发展与智力的提高。正常的婴幼儿一出生就有听觉能力，听声辨源是主要的训练方法。要坚持轻柔亲切地反复对孩子讲话，这能在宝宝头脑中储存大量语言信息。孩子特别喜欢短小欢快、节奏鲜明的儿歌，可以多念给他听。但要注意，听觉训练时间不宜过长，音量不宜过大。

（3）饱览大千世界　宝宝见多识广

初生的婴幼儿视力较弱，只能近距离看物，随着月龄增加，3 个月时能看清五六米外的东西，6 个月即可远距离视物。所以视觉训练应该循序渐进，孩子对鲜明的色彩较为敏感（尤其是红色），缤纷鲜艳的图片、丰富多变的物品最能激发宝宝的兴趣。

（4）运动宝宝身体好

运动不仅让孩子变得健康结实，更有助于孩子多种感觉能力的全面发展，良好的方向感和平衡能力的培养，可使孩子聪颖活泼。但做运动时要结合孩子的本身体质，运动量、力度、难度要适中，不要让孩子过度疲劳。

（5）宝宝爱模仿

婴幼儿有着惊人的学习能力，求知欲极强，如海绵吸水般“贪婪”地探求着。父母要有目的、有计划地帮助宝宝认识周围事物。要细致观察，及时发现孩子的需要与兴趣，更要耐心教导，不厌其烦，决不能生硬急躁，挫伤孩子的积极性。更为重要的是，应注重“身教”，以和蔼的态度体贴地照料，耐心地重复和不断地鼓励能为孩子营造温暖的氛围，培养愉悦的心境，这样，孩子会形成健康的心态和热情自信的性格。

2. 婴幼儿智力开发两要点

（1）把握时机

人的大脑在12岁以前变化最快，思维反应也最为敏捷。2岁儿童的大脑细胞活跃程度与成人完全一样；3～12岁儿童大脑活动程度是成人的两倍；13～14岁儿童的大脑活动程度，与成人相同。所以，家长在孩子3岁时开始对其进行智力开发是明智的。

（2）发现天赋

发现孩子的潜在天赋。正常儿童至少具有一种以上的天赋，关键在于如何去发现它们。孩子的潜在能力可以从日常生活中去发现，并作为早期教育的定向参考。

语言天赋表现：孩子在背诵诗歌和有韵律的词句时很出色；能纠正家长常用词语中的偶然错误；能在观看戏剧、影视后，讲出相当精彩的片断或完整的故事。

音乐天赋表现：孩子在唱歌时音阶很准，单色甜美无假声；平常喜欢听各种乐器演奏，并能通过音乐辨别出有几种乐器；日常生活中能对不同声响和音乐发表议论，尽管议论并非全对。

逻辑数学天赋表现：孩子能经常提出诸如“时间从什么时候开始”之类的玄奥问题，使家长难以回答；平常乐于划分人、事、物的种类，对家长的经济分配能参与意见。

3. 婴幼儿智力开发的“刺激四法”

在日常生活中，父母可采取以下4种方式循序渐进地刺激孩子大脑，有助于开拓孩子的智力：

低级刺激：让孩子观赏花草、听音乐、逛公园、学做家务，有利于开启孩子的心智。

中等刺激：看电视大奖赛、戏曲或智力比赛，浏览报刊，集体旅游，参加演唱会、演讲会及辩论会等，可培养孩子观察、欣赏、鉴别及语言表达能力。

高度刺激：集邮、摄影、下棋、收藏、插花、剪报、饲养小动物等，可以磨炼孩子的耐性和鼓励孩子开动脑筋。

更高度刺激：吟诗、作画、木刻、石雕、泥塑、演奏乐器、练武术、踢足球、搞小发明及航模等，可培养孩子的求知欲、应急能力和创造精神。

4. 婴幼儿智力启蒙玩具选择

孩子是在“玩耍”过程中认识世界的，而“玩具”起的是媒介作用。孩子需要通过玩玩具和游戏模仿成人的行为、语言，在假想的情景中得到欢乐和满足。鲁迅也曾说过：“玩具是儿童的天使。”好的玩具不仅是孩子的生活良伴，通过玩具进行游戏可以提高孩子的观察力、注意力、思维能力、想象力以及创造力。选择玩具应注意以下几点：

（1）根据孩子年龄特点选择玩具

不同年龄的孩子对玩具的需求也有明显的不同，玩具种类也应该逐渐广泛和多样化。可根据孩子身心发展的特点，及时改变、增加玩具，或同样的玩具改变其玩法。比如，可以给1

岁的孩子买一些发出声音的玩具，给3岁的孩子买一些自己动手玩，能拆装、操纵的玩具。如果父母只根据自己的好恶去买玩具，比如给婴儿买个需动脑筋的魔方，或只能由父母操纵的玩具，不用多久，孩子就会厌弃了，甚至毁坏玩具。任何一种玩具，如果符合孩子的年龄特点，就能够引起孩子的兴趣，即使是几个木块，或者几张不用的纸片，孩子也会玩得津津有味儿。

（2）选择安全性能较好的玩具

一般玩具使用说明书上都标明适用年龄，并且注明使用注意事项。对那些小颗粒的玩具要特别当心，孩子们会将它们吃进去或者塞进鼻孔里。除了身体上的安全，还要保证孩子心理上的安全。玩具的色彩不要过于亮丽，发出声音避免杂乱，否则不利于儿童玩耍。也不要购买外形过于怪异的玩具，比如魔鬼的面具等给孩子玩。

（3）注意保持玩具的清洁卫生

玩具最好经过清洁消毒后再给孩子玩，因为孩子喜欢用嘴啃咬玩具，玩过玩具后要给孩子洗手，注意保持卫生，这样可以最大限度地减少传染疾病的发生。

现实生活中，常常会发生这样的事情，孩子喜欢玩玩具但却不知道怎么玩，这时，就需要父母正确有效的指导，让玩具更好地发挥作用。

事先指导。玩具一买回来，父母就应该先看说明，弄明白玩具的玩法，如上发条的玩具，应教会孩子向哪个方向旋转开关，旋到什么程度为好；电动玩具应教会孩子使用开关等。

观察指导。孩子有了新玩具一定乐滋滋地想自己玩，父母应放手让孩子玩，自己在旁边观察，发现孩子遇到困难及时给予帮助和指导。当然，父母应鼓励孩子自己动脑筋克服困难，寻找解决问题的办法。有的父母担心孩子弄坏玩具，不让孩子操作，由自己操作给孩子看，这就不是孩子的玩具而是父母的玩具了。

父母们也要注意，玩具也不是越多越好。玩具太多，势必造成孩子喜新厌旧的心理，而且易养成不爱惜玩具的坏习惯。孩子的玩具并不在多少，关键在于有用。除了购买一些玩具，父母可以指导孩子制造玩具，利用一些废旧材料制作玩具可以促进孩子的动手能力与思考能力提高，充分发挥儿童的创造性，制作玩具的启智作用并不逊色于玩玩具本身，而且还能增强孩子的成就感。

（六）婴幼儿卫生习惯培养

清洁卫生直接关系到小儿的身心健康。幼儿期是习惯养成的重要时期，此时培养良好的卫生习惯会收到事半功倍的效果。

1～2 岁的幼儿接触外界的机会比婴儿期多了，他们的好奇心强，常常摸摸这个，动动那个，似乎对什么都感兴趣。尤其喜欢捡地上的小石头、小木棍、小纸片，喜欢玩沙、玩土，这样一来，小手时常弄得脏兮兮的。如果用小脏手揉眼睛，易引起眼睛感染；用小脏手拿东西吃，易造成腹泻或肠寄生虫病。因此要培养小儿饭前、便后洗手，从外面玩回来洗手，弄脏手后随时洗的习惯。不用手或衣袖擦鼻涕，教会小儿用手绢儿擦鼻涕和眼泪。

脸虽不像手那么容易弄脏，但至少每天早起、晚睡前各洗 1 次。洗脸的水温要适宜，洗脸时手要轻柔，使小儿感到很舒服，这样小儿一般会愿意洗脸的。洗脸时避免把水或肥皂溅到小儿的眼、鼻中，以免小儿对洗脸产生恐惧。

晚上入睡前要养成洗脚、洗屁股的习惯。每次大便后也要洗屁股，这样可防止有毒物质刺激外阴皮肤黏膜，引起局部瘙痒。入睡前还应养成刷牙的习惯，保持口腔卫生，预防龋齿。开始可用棉棍蘸温开水擦洗小儿牙齿的各个面，2 岁后可试着用牙刷刷牙。

头发长了及时理，指（趾）甲长了赶快剪。夏季坚持每天洗澡，其他季节每周洗 2～3 次。

习惯的培养应循序渐进，坚持不懈。不要因“特殊”情况破坏已养成的习惯，更不要“三天打鱼两天晒网”。

1. 培养自动要求大小便的习惯

在孩子 1 岁以内培养定时大小便习惯的基础上，要进一步培养其自动要求大小便的习惯。一般正常孩子，随着年龄增长，神经系统发育不断完善，控制排尿的能力也逐渐增强。要掌握孩子排尿的规律，夜间睡眠时不要频繁叫尿，以免影响睡眠，一般情况下叫一次尿即可。2 岁半以后的孩子，会自己警觉醒来排尿，尿床情况可逐渐减少。白天，已养成自动要求大小便习惯的孩子，当他注意力集中在游戏时，很可能忘了大小便而尿裤子，成人不要责备他，应总结经验，每当遇到这种情况时，成人应提醒孩子坐盆排尿。孩子的便盆应放在固定地方，让他知道要排尿坐便盆，但成人要照顾，防止孩子养成边坐盆边玩的不良习惯。

2. 培养讲卫生会洗手的习惯

早晚要为孩子洗手洗脸，饭前、吃东西前、便后要洗手。

随着年龄的增长，在乐于接受清洗的基础上，让孩子学会独自完成简单的洗手活动，对孩子在成长中适应独立生活是很重要的。从孩子 1 岁开始，就可学着自己打湿手，抹抹肥皂，这是孩子很喜欢做的事，成人不要担心不会洗，也不要怕他弄湿衣服、玩水、玩肥皂。在他感兴趣的同时，教他洗手用肥皂的顺序和方法，边洗边说有关用具的名称。到 1 岁半以后，可教孩子用流动水洗手，让他懂得不仅早晚和饭前便后必须洗手，而且只要弄脏了手就应该洗。为了让孩子乐于洗手，激发他的兴趣，还可以和他玩洗手的游戏，边做边说："卷起小袖口，打开水龙头，冲水抹肥皂，别让水跑掉。"然后关上水龙头，让他懂得节约用水。再接着说："搓搓手心一二三，搓搓手背三二一，手指头洗仔细，小手腕别忘了，打开水龙头，冲呀冲干净。"洗完后，教他学会擦手，把毛巾放在一只手上，擦干另一只手的手心、手背、手腕和每一个手指再用同样方法擦另一只手。洗完手后成人要给予鼓励，这样，孩子会愉快地洗手，逐渐养成喜欢洗手、会洗手的好习惯。

3. 家长对幼儿习惯的培养更有针对性

幼儿园和家庭都是幼儿习惯培养的主体，双方应各负其责，密切合作方能取得更好的教育效果。苏联著名教育学家苏霍姆林斯基把儿童比作一块大理石，认为把这块大理石塑造成一座雕像需要六位雕塑家：一是家庭，二是学校，三是儿童所在的集体，四是儿童本人，五是书籍，六是偶然出现的因素，家庭被列在首位。可见家庭在幼儿健康发展中的重要作用。因此，应转变家长依赖幼儿园培养孩子好习惯的心理，家长应主动担负起培养孩子良好习惯的责任。

虽然幼儿园是专业的幼儿保教机构，尽管教师心中装着每个孩子，有的也制定了个性化教育方案，但由于班级孩子数量多，教师精力所限，所以有效地针对每个孩子进行习惯培养有一定难度。但在家庭中，父母对孩子是一对一的教育，在幼儿生活、交往、游戏中，家长可以通过树立榜样、随时提醒等方式及时地引导和教育孩子。需要提醒的是，家长不可把一对一的教育优势变成孩子腻烦的唠叨模式。实践证明，习惯的养成是一个漫长的过程，有时甚至不以成人的意志为转移，家长必须承认和遵循这一规律。在培养习惯方面，没必要让孩子感到如临大敌，形成压力，相反，家长要有耐心，要以鼓励和欣赏的心态去引导孩子，且不可动辄训斥、唠叨甚至体罚，从而束缚了孩子的手脚，限制了孩子的发展。要学会等待，允许孩子出错，允许孩子有反复。为提高习惯培养的效果，父母及其他家人必须达成一致，切不可母亲这样说，父亲那样说，让孩子无所适从。同时，家长要有耐心，相信只要不断地引导，一定可以使孩子养成好习惯。家长可以根据孩子的具体情况，制定长期的习惯培养计划。

4. 家庭环境的布置是孩子生活习惯形成的磁场

人置身于优美、整洁的环境中，很难作出不讲卫生的举动来。可见，良好的环境对人的行为举止是有一定的约束和教育作用的。同样，整洁有序的家庭环境会使孩子从小养成秩序感，反之会养成散漫习惯。合理创设家庭物质条件和生活环境非常重要。家庭环境的创设包括空间和时间两方面的内容。在空间方面，一是房间应当保持整洁有序，给人以温馨、和谐的感受；二是室内物品的摆放要较为固定，尤其要布置一个属于孩子的空间。家长要鼓励和引导孩子随拿随放，用完的物品一定要放回原处。为便于孩子记住各种物品的摆放位置，可以在橱柜上粘贴孩子能够看懂的形象标志。在时间方面，家庭成员要养成按时睡觉和起床的作息习惯，使家庭生活有节奏。因为稳定的生活秩序能使孩子的生理系统自然形成相应的规律性，幼儿的中枢神经活动能调整到最佳状态，便于幼儿养成良好的生活习惯，做事有条不紊。

反之，如果家庭环境杂乱无序，经常杯盘狼藉、垃圾满地，幼儿也会认为脏、乱、差很正常，会逐步养成随便丢弃玩具、图书以及作息无规律等不良习惯。

强调家庭环境布置的重要性，并不要求家庭布置要豪华气派，而在于持久地保持整洁有序。

十一、当合格的爸妈

当今，人们的物质生活水平逐步提高，加之只养育一个孩子的生育政策，对孩子的养育就更得到社会和家庭的关注。为人父母者千方百计都要让孩子吃饱吃好，可是吃饱吃好是不是就会使孩子茁壮成长、健康可爱呢？事实并非如此，很多孩子在家长的关爱下，吃饱吃好后反而弄出一身毛病来，比如肥胖，等到孩子出现问题并求助于专家时，许多自以为对孩子喂养尽心尽力的父母才发现，自己需要不断充电，与孩子一起成长。

（一）父母要补育儿知识

有一对夫妇抱着才几个月的孩子忧心忡忡地找到医院，请大夫为他们的孩子诊断一下是不是出了大毛病。医生检查后认为孩子没有多大毛病，只是有轻度发烧，是肠胃功能不好引起轻度腹泻造成的。医生的继续问诊才把孩子患病的缘由搞清楚了。

原来这对夫妇担心孩子营养不够，把鲜牛奶当成水，再把奶粉兑入其中，让仅4个月的婴儿食用。这对父母的想法是单纯可爱的，认为奶粉加鲜奶是好上加好，对孩子必然有好处。殊不知，这样一来反而造成孩子肠胃负担。因为这时的孩子不仅肠胃发育尚不完善，功能不健全，而且身体其他器官也处于发育不完善的状态，因此不能消化这么多的蛋白质，所以造成了消化不良。

值得一提的是，生活中有很多夫妇尽管有较高学历，但并不懂得育儿的知识。比如这对夫妇都是大专毕业生，按理应该知道一些基本的育儿知识，但实际上还是不太清楚。因此，欲为人父母者还得先补好育儿的基础知识。

（二）喂养孩子要科学

1. 孩子肥胖也要防

肥胖儿是如何产生的呢？不当的喂养就是原因之一。一位妈妈带着孩子到医院看感冒，大家看见孩子白白胖胖的，都觉得挺可爱。一问她的喂养方法，孩子的妈妈高兴地交流喂养经验：提前断奶（在孩子四个月前），早加辅食。其实，这样对孩子并没好处。辅食主要是碳水化合物，如米粉、米汤、代乳粥等。这样喂养的孩子即便白白胖胖，挺可爱，可这并不是健康的胖，而是虚胖。

研究人员认为，婴幼儿这种时候的胖为成年时的肥胖症打下了基础。而且，这种喂养也容易造成孩子消化不良，因为提前给孩子加辅食会造成孩子的肠胃负担，得不偿失。

为什么提前断奶会造成孩子成年后的肥胖呢？研究表明，在婴儿4个月前，母乳就是孩子最好的食物，其中的营养成分也足够了。提前添加碳水化合物容易造成孩子的肥胖，同时提前加蛋白质孩子更受不了，容易造成腹泻和其他疾病。

儿科医生和儿童营养专家根据多年的营养实验和临床观察认为，一方面，添加辅食的时间当然不能太迟，否则也会让孩子真的缺乏营养。但另一方面，也不能太早。所以添加辅食的时间最好应该在孩子满4个月后，先是碳水化合物，后加蛋白质，但奶还是不能断的，不管是母乳还是配方奶，只不过是开始添加了辅助食品而已。具体的量依孩子的消化能力而定，如果家长拿不准，可请教儿科营养专家。

2. 好东西也不能多吃

一位母亲带着3岁的孩子看大夫。母亲着急地问大夫，她的孩子是不是得了肝炎？这孩子看起来也的确像得了肝炎的样子，眼是黄的，包括角膜、巩膜，手也是黄的，连脸上也带有一些黄。可是大夫观察后又觉得不是黄疸。

又做了各项化验，结果肝炎的诊断结论仍不能成立。医生询问他们的衣食住行才算弄清了发黄的原因。

原来患者的父母看到广告上宣传多吃胡萝卜有好处，于是就买胡萝卜榨成汁，每天让孩子喝。结果喝了两个月就出现了症状。问清了原因，大夫嘱咐他们停吃胡萝卜就可以了。如果再吃下去当然也不会得肝炎，但是会因胡萝卜素多而中毒。饮食要多样才符合婴幼儿的生长需要。如果父母只单独给孩子补一两种食物，就可能在走入哺育误区。

3. 婴幼儿如何补充维生素 D

人体对各种食物的需求都有一个大致的比例，某种营养素达不到要求固然不好，但太多则过犹不及。维生素 D 一直是婴幼儿哺育中强调要补充的营养素之一，因为它可以促进钙的吸收。可是近期到医院就诊的孩子中出现了一些维生素 D 轻度中毒的病例。

轻度维生素 D 中毒的患儿表现为厌食、尿频、哭闹、烦渴。如果长期严重中毒，则会造成肾钙质沉着，最后导致肾功能衰竭而死亡。黑龙江鸡西市曾发生过 200 多名孩子维生素 D 中毒、4 例死亡的严重事件。

一些孩子维生素 D 中毒的原因也是喂养不当，当然也与目前儿童食品市场不规范有关。据北京市疾控中心和一些儿科医生的调查，北京市的大小超市中出售的儿童、婴幼儿食品中有 100 多种（比如各种奶粉）含有强化的维生素 D，孩子们在吃这些食物时就已经补充了一些维生素 D，如果再另外补充必然会造成中毒。

包括中国科学院院士胡亚美在内的儿科专家们根据世界卫生组织的意见早就对儿童、婴幼儿补充维生素 D 的量提出了科学的推荐值，每天补充 400 单位。但是现在有的家长唯恐孩子补得不够，有的甚至每日补充量达到 1500 ~ 2000 国际单位，这便是明显的过犹不及。

（三）父母是孩子的第一任老师

孩子从出生到进入幼儿园之前，接触的主要是父母、保姆或其他家庭成员。可见家庭是培养孩子的第一所学校，家长是孩子的第一任教师。

家庭早期教育对孩子品行发展极为重要。随着孩子独立行走能力的增强，其自主意识也会增强，会逐步变得不听话，出现第一反抗期。这一阶段正是给孩子立规矩、培养良好习惯的关键期，只要家长明了应该从小培养孩子的哪些习惯，并耐心、持久地鼓励、引导孩子，培养孩子的好习惯是相对容易的。但许多父母或“隔辈人”往往认为孩子太小，怕孩子受委屈而娇惯放任，致使孩子养成许多不良习气，待家长意识到问题的严重性再去纠正，就很难了。

在孩子的成长过程中，每个家长都在自觉不自觉地影响着孩子的习惯，每个孩子都有家庭的烙印。这样家长的言谈举止、生活方式、教育态度等都会潜移默化地影响着孩子，长时间的耳濡目染，潜移默化，对儿童道德观念、行为准则以及一些良好习惯的形成具有重要的意义。

20 世纪 80 年代初，美国教育家布卢姆主持开展的一项长达 4 年的调查研究表明，虽然许多杰出人才的父母是普通劳动者，但他们拥有一些共同的特征：一是真挚地热爱、关心自己的孩子；二是父母起了很好的表率作用，父母作风正派，工作勤奋，激发了子女的事业感、上进心；三是从小培养子女的坚强性格、责任意识，在实践中锻炼子女的意志、性格和能力。可见，父母的榜样是孩子健康发展的重要因素。

家长榜样作用有时是无意识地影响孩子的。如家长对自己的物品不在家中随意堆放，坚持洗手、刷牙、勤换洗自己的衣物，乐于读书学习，看电视有节制，对待家人和气、关心等，久而久之，孩子对家长的行为方式产生认同，并逐步内化为自己的行为方式，进而形成良好的习惯。有时，为培养孩子的某些习惯，家长要有意识地做出样子给孩子看，或与孩子一起做，如为培养孩子刷牙的习惯，家长一起和孩子快乐地刷牙。要培养孩子冬季用凉水洗脸的习惯，家长可先做给孩子看，让他明白只要勇敢一点，用凉水洗脸是很爽的事情。

父母只有与孩子同步成长，学习孩子各阶段发育的知识，才能更好地抚育他们。给孩子的第一次喂奶、第一次换尿布、第一次洗澡等等都需要认真地学习和掌握，带着爱给的孩子做这些事，是幸福的，也是家长的责任。

生殖健康篇

一、生殖健康是人类健康的基础

（一）什么是生殖健康

生殖器官是人类健康的核心，随着社会经济的发展，人类对健康尤其是生殖健康需求不断提高。1994 年 WHO 将“生殖健康”定义为“生殖系统及其功能所涉及的一切事宜，在身体、心理和社会方面的良好状态，没有疾病和不适”。其主要强调，人们能够进行安全、满意和负责的性生活；人们能够生育，并优生、优育，妇女能够安全地通过妊娠和分娩，妊娠的结果是成功的；婴儿存活并健康成长。

生殖健康包括安全、满意、负责任的性生活，生育调节，母婴保健，优生优育，防治性病、艾滋病等多方面内容。

我国政府结合中国的国情对生殖健康的定义是：生殖健康涉及生命各阶段的生殖过程、功能和系统，表现在身体、精神和社会诸方面均处于完好的健康状态，而不仅仅是没有疾病和不适。有生育能力的夫妇和个人有调节生育的权利，同时对不孕与不育症提供积极治疗，使其获得生育能力。夫妇及个人，应能获得关于生殖健康的信息及资料，能得到安全、有效、简便、经济的避孕药具及节育技术服务和与生殖健康有关的医疗保健服务，包括妇女意外妊娠能获得安全的人工流产服务等。我国主张男女平等，尊重妇女的地位。育龄夫妇应将个人的生育意愿、生殖权利与对社会生育责任结合起来，在享受生育权利的同时必须承担有关生育责任，包括对国家和社会的责任、夫妇双方对子女的抚育责任和维护家庭幸福的责任等。夫妇和个人在负责的前提下，自愿决定是否生育、生育的间隔及选择适当的避孕节育方法等权利受到尊重。妇女在妊娠、分娩过程中应获得医疗保健服务，以保证母婴的安全。夫妇及个人有权利和义务抚养子女健康成长，并获得社会对儿童的各项保健服务，保护妇女身体完好不受侵犯。夫妇和个人能享受负责、和谐和安全的性生活，不担心意外妊娠及可能发生的性传播疾病。

（二）生殖保健的范围

生殖保健的内容及范围很广，是指通过各种方法、技术和服务，预防和解决生殖健康问题。它的主要内容包括避孕节育、优生优育、母婴保健、性健康和不孕不育、男性健康等。它将从人体发育的不同阶段研究人类生殖系统的生理变化与生殖功能。在青少年时期着重于研究生殖功能的健康发育和预防各种有害生殖系统的疾病；在生育阶段给予育龄人群生殖健康咨询，建议正确使用各种避孕、节育措施，合理安排生育计划。同时对那些不能生育的夫妇进行全面检查，帮助其发现导致不孕不育的原因，并采用各种助孕技术帮助其生育，其中包括试管婴儿技术。为了保证下一代的身体健康，生殖保健还研究妊娠妇女孕期保健，预防或减少各种可能增加母婴死亡的因素，开展优生优育咨询，预防或减少各种先天性疾病的发生。

围产医学是生殖保健的一项重要内容，重在预防或减少围产期母婴疾病的发生，降低母婴死亡率，安全分娩和产后保健、母乳喂养、母婴健康以及生殖系统疾病的防治。

中国制定颁布了《母婴保健法》，就是从法制角度加强中国母婴保健工作。随着医学不断发展，人们开始注意到老年时期的特殊生殖生理问题，在这期间也有它特殊的生殖保健问题。总之，生殖保健将贯穿于人的一生，在其各个不同的发育时期都有着不同的生殖保健问题。中国的生殖保健还有其特点，即把计划生育作为生殖保健的一项重要内容。随着科学技术的不断发展，生殖保健正在经历着深刻的变化。预防先天性疾病，降低出生缺陷发生率；促进胎儿的健康发育成长；保护母婴健康；发展新兴节育技术；解决不孕症和预防性传播疾病将成为生殖保健、保护母婴健康面临的重要任务。

二、经期保健常识

青春期生殖系统将逐步发育完善，月经初潮标志着青春期的开始。月经是由于子宫内膜周期性脱落出血形成，女孩经期要注意会阴卫生，防止逆行感染，发生生殖泌尿系统疾病。

月经期保健主要有以下五方面：

不要过度劳累，不进行剧烈的运动；

防止受冷，不吃或少吃冷饮；

不能盆浴或游泳，注意外阴卫生，勤换卫生巾；

休息好，保证足够睡眠；

提高身体抵抗力，预防疾病。

三、青春期性生活危害多

近年来女性初潮年龄提前，但生殖系统尚未发育成熟，如果过早有性生活将会造成生殖器官的损伤，如发生阴道裂伤大出血、生殖系统感染、怀孕等会为日后婚姻埋下隐患。特别是青春期避孕知识缺乏，一旦怀孕，就要手术或药物流产，对少女身心造成一定创伤，选择非法堕胎可能会引起盆腔的感染，丧失日后生殖能力，造成终生遗憾。

学校、家长要对青春期少男少女提供青春期知识教育，使他们能够理智地对待性知识，提高自制力，减少性冲动。加强正确的人生观、价值观、婚恋观等教育，使他们积极地学习、工作、生活。让他们了解生殖系统保健的重要性，了解避孕与安全性行为，减少婚前性行为，预防性病、艾滋病传播，为未来美好家庭的建立打下良好的基础。

四、新婚期应了解的卫生知识

性是婚姻的重要组成部分，是人类生活中直接面临的、敏感而不能回避的问题。由于改革开放使人们的观念发生了变化，有关性知识通过各种媒介逐步传播，但在某些方面有矫枉过正的倾向。当前有许多人缺乏必要的性知识，以及一些错误的性观念影响了婚姻的质量。在这些性科学知识缺乏的人群中不乏受过高等教育的人。

婚前卫生指导特别是性知识指导，为婚后性生活的和谐创造了有利条件。正确的性知识普及不仅有助于增进夫妻感情，维护家庭和睦，还有助于预防性传播疾病，对优生优育有益。

主要应了解以下方面的知识。

性生理活动由性心理所制约，需要协调神经系统和生殖系统的综合活动，其中各环节发生问题都会影响正常性生理活动。因此，准备结婚的男女应学习如何过好第一次性生活，双方应持相互理解与配合的态度，如果经验不足而不成功，也不宜嘲笑对方，性活动会随着时间推移和经验积累逐渐和谐。

1. 性卫生要注意

保持外生殖器的清洁，在性生活前后要各清洗一次。这样，男方可预防包皮、龟头炎，女方可预防生殖器官炎症和泌尿系统感染。女方在房事后要小便一次，再次清洗，以减少感染机会。

2. 经期禁止性生活

新婚佳期是男女经过慎重考虑而确定的，但不要只顾了佳期忘了经期。女性经期不能性接触。月经期子宫内膜剥落，有创伤，子宫口张开，如果性生活，有可能使细菌带入而感染，如子宫内膜炎、附件炎、盆腔炎等，既损害健康又会影响以后的生育。

3. 新婚期不宜怀孕

婚事准备、婚礼、应酬身体疲惫。婚礼上饮酒助兴，喝酒对胎儿健康发育不利。旅游蜜月期不宜怀孕，因旅游环境卫生、饮食条件差，身体劳累，容易感染病菌，怀孕对胎儿健康不利。蜜月期性生活频繁，精子的数量、质量难以保证，对胎儿不利。因此，新婚期怀孕不利于优生优育。

4. 新婚避孕方法

婚后不要马上怀孕，先享受新婚的幸福，待家庭、事业、经济都有了一定基础，达到婚姻的适应阶段，再有计划地受孕，有利于优生。新婚期如何选择避孕的方法，对计划怀孕没有影响，并有利于后代健康。选择避孕方法时，应注意：

要使用方便简单易行不影响性生活并安全可靠的避孕方式。

无副作用，不影响生殖功能，对未来生育后代不产生不良影响。

方法可逆，停用后很快恢复生殖功能。

具体有以下几种：

安全期避孕法：从下次来月经的第一天算起倒数 14 天是排卵日，如果月经不规律，该方法失败率很高，因为方法不易掌握。

安全避孕套：它不干扰任何生殖生理活动，没有副作用，是通过物理屏障作用，它还能防止性传播疾病的感染。

避孕药物：短效避孕药，服半年停 2 个月再服。

宫内节育器：结婚几年后不准备怀孕者。

五、怀孕前应了解的卫生常识

（一）孕前三个月应做哪些检查

妇科检查及咨询。

孕前三个月到妇科门诊检查有无生殖道感染对优生十分重要。包括：

宫颈涂片 TCT、HPV 检查，排除宫颈病变。

阴道分泌物涂片排除病原体感染。

检查宫颈、盆腔有无急性病变。

（二）优生必备的基本条件

怀孕前3个月口服叶酸0.4毫克，每日一次。

夫妻俩禁烟禁酒。

要有健康的、活跃的精子，正常的输精渠道。

有成熟的能按时排出的卵子，并能够被输卵管摄入而有机会与精子相遇。

宫颈黏液的性状要适合精子的生存和穿透。

输卵管通畅。

宫腔内环境适合受精卵着床和发育。

良好的工作生活环境。

补充必要的营养。一般营养物质主要是蛋白质、维生素和微量元素。注意饮食卫生，不偏食，以保持营养物质的均衡。

最佳生殖年龄：有学者建议，女方24～29岁，男方26～35岁，是比较适宜的最佳育龄，有益于后代健康生长发育。

预防致病微生物感染。

避孕节育篇

一、避孕节育原理及方法

避孕是节制生育的主要办法。随着人类文明的进步和科技水平的发展，人们摸索和研制了许多行之有效的节育方法。

（一）避孕节育原理

主要是针对可能受孕的机理和环节，采用相应的阻断或终止受孕的措施，以达到避孕的目的。要了解避孕原理，首先要搞清要从哪些生理功能环节上避孕节育。

抗生精　根据男性的丘脑下部—垂体—睾丸生殖轴的作用机理，采取各种措施阻碍精子发育成熟，称为抗生精。

抗排卵　妇女在性成熟以后，每个月从卵巢排出一个卵子，两侧卵巢交替进行，每次排卵一般在月经前14天。所谓的抗排卵，就是额外使用性激素，抑制丘脑下部功能，使垂体减少促卵泡素（FSH）和促黄体生成素（FH）的释放，从而抑制卵泡的发育成熟和排卵。单纯雌激素或单纯孕激素都可以抑制排卵，但二者合用又可以互相协同，雌激素还可以防止突发性出血。

抗受精　采用各种手段阻止精、卵子相遇，使精子失去与卵子结合的机会和能力以及杀灭精子，即为抗受精，主要途径如下：

直接杀死精子。具有杀死精子作用的药物种类很多，目前临床上采用的杀精剂有避孕栓剂、避孕胶冻、避孕片、外用避孕药膜等女用外用药。

增强宫颈黏液稠度。通过使用含有孕激素的制剂可改变宫颈黏液性质，使之黏稠，阻碍精子通过宫颈。

干扰精子获能。

阻止精子穿过透明带受精。干扰精子在透明带上特定部位的受体，以封闭精子和卵子相遇，阻止卵子受精。

阻断精子、卵子运行通道。阴道隔膜避孕套、体外排精法、各种男性和女性绝育术以及安全期避孕法等，可以使精卵不能相遇。

抗着床　阻止受精卵子在子宫内膜着床并生长发育的措施，称为抗着床，方法如下：

改变输卵管的蠕动。临床上所用的甾体避孕药可改变受精卵在输卵管中的正常运行速度，受精卵和子宫内膜两者的变化不同步，使受精卵无法着床，从而达到避孕的目的。

改变子宫腔内环境。改变子宫内膜的形成和功能，改变宫腔液成分，控制子宫球蛋白分泌或干扰蜕膜的功能等均可阻碍受精卵着床。临床上应用的宫内节育器、阴道避孕环和房事后避孕药，均是根据以上原理设计的。

抗早孕　凡能使已着床的胚泡从子宫腔排出的措施，均称为抗早孕，主要方法有：

药物抗早孕。采用药物终止早期妊娠的方法称药物抗早孕。目前，国内临床上使用的抗早孕药物有米非司酮合并前列腺素及中药天花粉蛋白和芫花萜等制剂。

早期妊娠人工流产术。早期人工流产术是在孕 10 ~ 12 周内，用人工的方法中断妊娠的一种手术，是当前抗早孕的主要措施之一，方法以负压吸引为主。妊娠小于 10 周常采用吸宫术；妊娠超过 10 周，可用钳刮术。人工流产的手术安全性与妊娠月份成反比：小月份人工流产比较安全；随着妊娠月份增长，子宫增大，胎盘骨化，手术的难度、出血量以及并发症的发生率也相应增高。

（二）避孕方法

1. 女性用避孕方法

自然避孕法：即利用人体自身的条件达到避孕的方法。如女性安全期避孕法，利用女性排卵日期和卵子存活的时间与精子在女性体内存活的时间来推算精子与卵子不能相遇的期间，在此期间内同房即不能受孕。但由于上述时间的不确定性，成功率不是很高。

药具避孕法：利用避孕药具达到抑制排卵。如口服避孕药、避孕针、甾体激素缓释避孕系统（如皮下埋避孕剂等）抑制排卵；外用用杀精剂（膜、栓、阴道片、胶冻等）杀死精子或降低精子运动能力；用避孕套、阴道隔膜、节育环等阻止精子和卵子相遇；用探亲避孕药、宫内节育器改变子宫腔内环境，使受精卵不能着床等。

2. 男性用避孕方法

自然避孕法：一是体外排精法。性交时男子在射精前将阴茎从阴道抽出，让精液在女子体外排出，精子与卵子不能相遇。这种方法简单经济，但往往难以准确把握，并影响双方的性快感。二是会阴尿道压迫避孕法。射精前，立即用手指强力压迫会阴部尿道，阻止精液自尿道排出达到避孕目的的方法。这样射精时，精液逆行流入膀胱，性交后排尿时，随同尿液一起排出体外。此法有一定的避孕效果，但如果没有压住尿道使精液排入女方阴道内，即使立即向阴道内注入避孕药膏或放入外用避孕药片补救，仍会造成避孕失败。精液逆行流入膀胱，还会刺激膀胱颈部，发生性交后尿频现象，而且这一做法在一定程度上不符合正常生理，易造成精神心理上的负担。因此，此法只能作为无避孕药具时暂时使用。三是物理避孕法。就是利用热效应或热外效应来抑制睾丸产生精子而达到避孕的目的。因为睾丸产生精子需低于体温的环境，提高阴囊周围的温度，可抑制精子的生成。物理避孕法虽有一定的效果，但其真正的使用价值还有待于开发。

药具避孕法：主要是采用男用避孕套避孕。男用避孕套是一种乳胶薄膜制成的套子，性交时套在阴茎上，射精时精液排在套子内，不排入女方阴道内，从而起到避孕作用。同时使用避孕套还可以预防性病和艾滋病。男性还可以口服棉酚等药品阻止生精以达到避孕的目的。

（三）节育手术

1. 女性节育手术

放置宫内节育器。俗称“上环”，是把节育器放置子宫腔内，防止受精卵着床，取出节育器后又可以恢复生育的一种节育方法。现在常使用的节育器有：T型、γ型、芙蓉环、母体乐、宫型环等。

输卵管结扎。这是一种创伤很小的手术，结扎后身体健康不受影响。结扎的部位是在下腹部切一小口，分离取出输卵管，在输卵管的峡部切断，捆扎或上银夹。最好的结扎方法是抽心包埋法，它对组织创伤少，成功率高。

皮下埋植术。皮下埋植术是近年来采用的一种高效、长效、可逆的避孕方法。凡身体健康、年龄在40岁以下的已婚妇女均可采用此种方法避孕。特别针对应长期避孕、多次放环后掉环、不能按时服避孕药以及生殖器官畸形的妇女。但术前必须经医生检查是否有禁忌症，并排除是否早孕。皮埋剂一般埋在上臂内侧皮下。

人工流产术。人工流产是一种避孕措施失败的补救手术。人工流产分药物流产、吸宫流产和钳刮术。药物流产适用于妊娠49天以内的怀孕妇女，但药物流产有时会造成流产不全，需要清宫手术。吸宫流产及钳刮术适用于妊娠11～13周（3个月）的怀孕妇女。

引产术（中期妊娠引产）。引产术适用于孕13～27周（4～6个月）的妇女，非意愿妊娠要求终止妊娠者，患有心脏病、肾病、血液病经诊断不宜继续妊娠者，经产前诊断发现胎儿畸形或患有遗传性疾病的孕妇及根据人口和计划生育有关法规应终止妊娠者适用。

2. 男性节育手术

输精管结扎是在阴囊部切开皮肤一小口，把输精管剥离取出截断、捆扎即可。输精管结扎简便，组织损伤少，不影响身体健康，特别是性功能不受影响。手术后留院休息观察2小时，经医生检查局部无异常方可回家休息。后休息7天，避免房事、重体力劳动以及剧烈运动。术后应避孕6个月，因为结扎后输精管远端仍有少量精子存在，有可能导致怀孕。

二、女用避孕药具

女用避孕药具分避孕药品和避孕医疗器械两大类。

女用避孕药，多为甾体药物，由孕激素和雌激素配伍而成，如炔诺酮、利奈孕酮、左炔诺孕酮、去氧孕烯、孕二烯酮、诺孕酯等，也有一些非甾体药物由于能影响生殖过程中不同环节，而被应用于避孕节育。这些药物根据作用环节不同归纳为4类：第一类，主要抑制排卵的药物：多为雌激素和孕激素组成的复方制剂或孕激素的单方制剂。第二类，主要阻碍受精的药物：如低剂量孕激素、外用杀精子剂等。第三类，主要干扰受精卵着床的药物：如大剂量的孕激素及其他事后避孕药等。第四类，主要影响子宫和胎盘功能的药物：如抗孕激素、3β-羟基甾脱氢酶抑制剂和前列腺素等。

根据避孕药效果可分为短效避孕药、长效避孕药、速效避孕药和紧急避孕药。

根据用药途径可分为口服避孕药、注射避孕药、缓释型避孕药（皮下埋植和阴道避孕药环）、外用避孕药。

（一）口服避孕药

口服避孕药自20世纪50年代末问世至今，使人类的避孕节育技术发生了革命性的变化，目前所用的口服避孕药具有较好的避孕效果，正确使用有效率可达到99.96%。

1. 短效口服避孕药

多年临床实践证明，短效口服避孕药有安全性和有效性“双高”特点。目前通过降低药品中甾体激素含量及采用高效的新孕激素（去氧孕烯、孕二烯酮、诺孕酯）等替代炔诺酮方法，在保证高有效率的前提下，降低了口服避孕药的不良反应。

常用的女用短效口服避孕药的种类及用法

药 名	用 法
三相避孕片	从月经来潮第 3 天开始，每晚 1 片，连续服用 21 天，先服黄色片 6 天，继服白色片 5 天，最后服棕色片 10 天。以后各周期均于停药第 8 天按上述顺序重复服药，不得漏服。
复方左炔诺孕酮片 复方炔诺酮片 复方醋酸甲地孕酮片 口服避孕片 0 号 复方左炔诺孕酮滴丸	从月经来潮的当天算起第 5 天开始服药，每天 1 片，连服 22 天不间断，服完后等月经来潮的第 5 天继续服药，最好在晚饭后或睡前服药。服药 1 个月，可以避孕 1 个月，因此需要每个月都服药。
妈富隆	月经来潮的第一天即开始服用第一片，连续服用 21 天，然后停药 7 天，再开始服用第二个周期的药物。分娩后服药可在首次月经来潮的第一天开始。妈富隆副作用发生率低，几乎不影响体重，有对月经周期进行良性调控、减少经量、缓和痛经等优点，并可改善皮肤痤疮。妈富隆在停用以后，即可恢复排卵，因此，妈富隆特别适合于新婚夫妇使用。
敏定偶	没有使用过口服避孕药的妇女，在月经第一天开始，连续 21 天服用白色药片。然后，再服用 7 粒红色提醒药片。

短效口服避孕药的有效性

极为高效。如果按规定服药，避孕有效率达99%以上。失败的原因都是由于漏服超过一天时间，又没有及时补救。

短效口服避孕药的优点

痛经减轻；能预防宫外孕、葡萄胎；乳房疾病减少；盆腔感染减少；能减少月经出血量，减少因月经过多而引起的缺铁性贫血；若有痤疮时，能有助于改善症状。

缺点及不良反应

服药者需高度自觉，每天按时服药。

服药初期会出现一些不良反应，常见的有恶心、呕吐、头痛、乳房痛、经间少量出血；较少见的有抑郁、皮疹；较严重的不良反应有血栓形成、高血压、肝病、黄疸以及过敏反应等；个别妇女可能发生情绪易激动或体重增加。

与其他药物同时服用时会相互影响。可使避孕效果降低的药物有：抗菌药尤其是广谱抗菌药；药酶诱导剂如利福平、苯巴比妥、苯妥英钠等。影响其他药物的疗效，使其作用减弱的有：抗高血压药、抗凝血药以及降血糖药。使药物疗效增强的有三环类抗抑郁药。

［**注意事项**］

对本类药中任一成分过敏者禁用。

开始服药前请向医疗机构咨询。包括采集完整的个人和家庭病史，必要时体检并特别注意检查血压。

必须按规定方法服药。若漏服药不仅可发生突发性出血，还可导致避孕失败。一旦发生漏服，除按规定服药外，还应在

24 小时内加服一片。

出现下列病症时应停药：怀疑妊娠、血栓栓塞病、听力或视觉障碍、高血压、肝功能异常、精神抑郁、缺血性心脏病、胸部锐痛或突然气短、偏头痛、乳腺肿块、癫痫发作次数增加、严重腹痛或腹胀、皮肤黄疸或全身瘙痒等。

吸烟可使服用本类药物的妇女发生心脏病和中风的危险性增加，尤其是 35 岁以上的妇女，故服药期间应戒烟。

本类药品性状发生改变时禁用。

如服用过量或发生严重不良反应时立即就医。

［**禁忌症**］

乳腺癌、生殖器官癌、肝功能异常或近期有肝病或黄疸史、阴道异常出血、镰状细胞性贫血、深部静脉血栓病、脑血管意外、高血压、心血管病、高血脂病、精神抑郁症及哺乳期妇女禁用。

2. 长效口服避孕药

长效口服避孕药是基于长效雌激素（炔雌醚）的抗生育作用配伍孕激素而制成，主要是针对短效口服避孕药需要按日服用，一旦遗忘就会导致避孕失败的缺点而研制的。长效雌激素口服后很快被吸收入血液，并被储存于脂肪组织中，缓慢释放后代谢为炔雌醇发挥效用，每月只需服用一次，即可避孕一个月，解决了服药不便的问题。

常用的女用长效口服避孕药的种类及用法

药　名	用　法
左炔诺孕酮炔雌醚片	从月经来潮第5天午饭后服药1次，间隔20天服第2次，每次1片。以后以第2次服药日为每月的服药日期，每月服药1次。由短效口服避孕药改服长效口服避孕药时，可在服完短效避孕药22片后的第二天接服长效口服避孕药，以后每月同一日期服药1片。

长效避孕药的有效性

极为高效。如按规定使用，避孕有效率达98%以上，失败的原因均是未按规定服药。

长效避孕药的优点

长效，使用一次可避孕一个月；降低因妊娠和分娩异常而引起的孕产妇发病率和死亡率；使用方便；痛经减轻；能预防宫外孕、葡萄胎；若有痤疮，能有助于改善症状。

缺点及不良反应

类早孕反应：和短效口服避孕药表现相似，但可能程度稍重。开始服药的头几个周期表现较明显，反应发生时间一般在服药后8～12小时，如在午饭后服药，可使症状减轻。

白带增多：为常见的不良反应。多发生在服药3～6周之后。

初次服药后10～15天可能发生阴道出血，开始服药的两次月经周期也可能缩短，一般不需要处理。服药期间少数妇女可发生不规则阴道出血，必要时可加服炔雌醇片，每日1～2片（0.005～0.01毫克），或遵医嘱。

少数人发生月经增多或闭经。

其他有胃痛、浮肿、乳房胀痛、头痛等。

［**注意事项**］

需在医务人员指导下按规定服药。

服药期间定期体检，发现异常及时停药。

如要怀孕，应停药半年后再怀孕，此间采取其他措施避孕。

出现下列病症时应停药：怀疑妊娠、血栓栓塞病、视觉障碍、原因不明剧烈头痛或偏头痛、高血压、肝功能异常、精神抑郁、缺血性心脏病等。

服药期限以连续 3～5 年为宜，停药观察数月，体检正常者，可再服用。

请将药品放在儿童不能接触的地方。

［**绝对禁忌症**］

产后 6 周内哺乳者。

35 岁以上，每日吸烟量≥15 支者。

重度高血压（收缩压≥160mmHg，舒张压≥100mmHg）或合并血管疾病的高血压患者。

现患或曾患深部静脉血栓、肺栓塞，或缺血性心脏病及脑血管意外者。

有合并症或病史长达 20 年以上的糖尿病患者。

存在多种动脉心血管疾病的危险因素（如年龄大、吸烟、糖尿病和高血压患者）。

有并发症的心脏瓣膜病患者。

35 岁以上有神经性偏头痛患者。

活动性肝炎、肝硬化失代偿期、肝脏肿瘤患者。

现患乳腺癌者。

［**相对禁忌症**］

产后6周~6个月内继续哺乳者及产后21天内的不哺乳产妇。

35岁以上，每日吸烟量<15支者。

高血压（收缩压140mmHg~159mmHg或舒张压90mmHg~99mmHg）者。

高血脂者。

曾患乳腺癌，5年内无复发迹象者。

轻型糖尿病患者。

肝硬化代偿期，或胆道疾病患者。

经常服用影响肝酶代谢药物者，如利福平和灰黄霉素及某些抗惊厥药物等。

3. 速效口服避孕药

速效口服避孕药是为了方便长期两地分居夫妇在探亲时采取的快速高效的避孕方法，是我国所特有的避孕药，是在临床使用效果较好的短效口服避孕药品中筛选并通过改进后的一类避孕药。主要成分为单纯孕激素，作用机理是增加宫颈黏液稠度、抑制子宫内膜发育以及影响孕卵运行速度。

常用的速效口服避孕药的种类及用法

药　名	用　法
左炔诺孕酮片 炔诺酮滴丸 双炔失碳酯片	在同居前2天开始服药，每晚1片，连服10~15天不能间断，同居超过半个月以上者，应服复方短效口服避孕药为宜。

探亲避孕药的有效性

如按规定服药，避孕有效率达98%以上。

探亲避孕药的优点

使用方便，不受月经周期的限制，随时可以服用；副作用轻微：

53探亲抗孕片可作为工具避孕失败或无防护性交的补救药品。

缺点及不良反应

必须按时连续服用，不能漏服。

只适用于探亲夫妇使用。

偶有恶心、呕吐、头晕、乏力等症状，但程度轻微，一般不需要处理。

可能发生不规则阴道出血，如出血量较多，且接近下次月经，可视为一次月经，不需要处理。

［**注意事项**］

为保证避孕效果，探亲期间必须连续服药，不能漏服。

探亲时间超过2周时，应改服短效复方口服避孕药。

［**绝对禁忌症**］

现患乳腺癌者。

［**相对禁忌症**］

产后6周内哺乳者。

现患或曾患深部静脉血栓、肺栓塞，或缺血性心脏病及脑血管意外者。

活动期肝炎或肝硬化失代偿期及肝脏肿瘤患者。

曾患乳腺癌，5 年内无复发迹象者。

经常服用影响肝酶代谢药物者，如利福平和灰黄霉素及某些抗惊厥药物等。

4. 辅助避孕药

女性用辅助避孕药，主要用于减轻和避免口服避孕药时发生的恶心、头晕、困倦等不良反应，调节体内雌激素水平，治疗因采用甾体类激素避孕可能出现的阴道不规则出血。

服用避孕药品时少数人因激素水平失调，而发生阴道出血，可按下列办法处理：

出血量不多，每天加服炔雌醇片 1 次（每次 1 ~ 2 片）即可止血，直至服完本周期为止。若出血量不多，并在服药周期的最后数天，可不加炔雌醇片，提前停服口服避孕片，而视出血为一次月经，仍于出血第 5 天再开始服下个周期的药。

若出血量较多，接近下次月经时，停用避孕药，作为月经处理，亦于出血的第 5 天开始服用下个周期的药。

若口服避孕药后有闭经连续发生时，可加大炔雌醇片用量。

口服长效避孕药时发生恶心、头晕、困倦等不良反应，可在开始服用长效口服避孕药的前四个周期，配合服用避孕反应抑制片，一次 1 片，一天 1 ~ 2 次，共服 1 ~ 2 天。偶有乏力等轻微症状，不需治疗，必要时可对症处理。

（二）注射用避孕药

对于不耐受或不能坚持服用口服避孕药以及放置宫内节育器易脱落者，可选择使用避孕针剂避孕。这种长效避孕方法，有效率高达99%，可通过注射一次的方式获得一个月甚至更长时间的避孕效果，并且完全可逆。其按剂型可分为单纯孕激素类和复方雌-孕激素类两大类，其中以复方雌-孕激素类效果最好，易被使用者接受。

常用的注射用避孕药的种类及用法

药名	用法
复方庚酸炔诺酮注射液	每月肌内注射1次，可以避孕1个月。首次注射时，于月经来潮第5天注射2毫升。自第2个月起，均在月经第10~12天注射1毫升。
复方甲地孕酮注射液	第一周期：注射2次，分别于月经来潮当天算起的第5天和第12天各注射1支。第二周期：按第二次注射日期计算，每隔30~31天注射1支，或于每月月经来潮第10~12天注射1支。
醋酸甲羟孕酮注射液	每3个月深部肌内注射1次，可以避孕3个月。于正常月经来潮的5天内注射；哺乳妇女应于产后6周以后注射。

注射用避孕药的有效性和优点

1或3个月一针，方便简便，不容易遗忘；有效率高达99%。

缺点及不良反应

须到医务所注射，自己不能注射。

偶有恶心、头晕、乳胀等，一般均较轻微，不需要处理。

少数使用者可有月经改变，如周期缩短、经量减少、不规则出血及闭经。

［**注意事项**］

必须按时注射，并注意将药液抽取干净完全，做深部肌肉注射。

本品在气温低流动性差时，可置入热水中温热，待恢复流动性后即可使用。

［**绝对禁忌症**］

产后 6 周内哺乳者。

35 岁以上，每日吸烟量≥15 支者。

重度高血压（收缩压≥160mmHg，舒张压≥100mmHg）或合并血管疾病的高血压患者。

现患或曾患深部静脉血栓、肺栓塞，或缺血性心脏病及脑血管意外者。

有合并症或病史长达 20 年以上的糖尿病患者。

存在多种动脉心血管疾病的危险因素（如年龄大、吸烟、糖尿病和高血压）。

有并发症的心脏瓣膜病患者。

35 岁以上或有局灶性神经症状的偏头痛患者。

活动性肝炎，或肝硬化失代偿期及肝脏肿瘤患者。

现患乳腺癌者。

［**相对禁忌症**］

产后 6 周～6 个月内哺乳者及产后 21 天内的不哺乳产妇。

35 岁以上，每日吸烟量＜15 支者。

高血压（收缩压 140mmHg～159mmHg 或舒张压 90mmHg～99mmHg）者。

高血脂者。

曾患乳腺癌，5 年内无复发迹象者。

轻型糖尿病患者。

肝硬化代偿期，或胆道疾病患者。

经常服用影响肝酶代谢药物者，如利福平和灰黄霉素及某些抗惊厥药物等。

（三）皮下埋植避孕药

皮下埋植避孕药（皮下埋植剂）又称左炔诺孕酮硅胶棒，是由合成孕激素和硅橡胶构成的棒状缓释系统，埋植在皮下，每天缓慢释放，起避孕作用。持续时间长且有效率为 99. 5%。

常用的皮下埋植避孕药的种类及用法

药　名	用　法
左炔诺孕酮硅胶棒（六根型） 左炔诺孕酮硅胶棒（二根型）	于月经来潮的 5 天内，局部麻醉下在上臂内侧或股内侧作一长度约为 2 毫米的横切口后，用埋植针将药棒呈扇形植入皮下，伤口外敷创可贴，纱布包扎即可。

皮下埋植避孕药的有效性

持续时间长且有效率为 99. 5%。

皮下埋植避孕药的优点

方便无痛苦，长效措施，适合于要求长期避孕的育龄妇女。一次手术，可管多年。

缺点及不良反应

需要到医务部门施行手术。偶有埋植局部发生感染。

可出现以下不良反应：月经紊乱，表现为月经过频、经期延长、月经稀少、闭经或点滴出血等。

类早孕反应，如恶心、头晕、乳房胀痛、乏力、嗜睡等，程度多较轻微，一般不需处理；少数妇女可发生头痛，严重时应去医院就诊。

偶见体重增加、血压上升、痤疮、精神抑郁或性欲改变等情况。

［**注意事项**］

皮下埋植放、取手术应在有资质的医院或计划生育服务机构由经过严格技术培训的人员操作。

植入本品的妇女应定期到上述医疗单位进行随访观察，有异常情况及时返诊。

［**绝对禁忌症**］

现患乳腺癌患者

［**相对禁忌症**］

不规则阴道出血者。

产后6周内的哺乳者。

现患或曾患深部静脉血栓、肺栓塞，或缺血性心脏病及脑血管意外者。

有局灶性神经症的偏头痛患者。

活动期肝炎，或肝硬化失代偿期及肝脏肿瘤患者。

曾患乳腺癌，5年内无复发迹象者。

经常服用影响肝酶代谢药物者，如利福平和灰黄霉素及某些抗惊厥药等。

（四）外用避孕药

外用避孕药主要是杀精子药物。利用杀精子剂对精子进行直接杀伤，或通过破坏精子的细胞膜，使精子失去生命能力，从而实现避孕目的。这种方法在使用上较方便，但若使用方法不当影响避孕效果。本类药分栓剂、膜剂、胶冻剂、泡腾片剂、海绵剂等。

常用的外用避孕药的种类及用法

药　名	用　法
壬苯醇醚栓	阴道内给药，一次1枚，于房事前5分钟放入阴道深部。如房事超过30分钟仍未射精时，应再放一枚。
壬苯醇醚胶冻	房事前取1支，拧下塑料盖，再取一只注入器，旋于药管螺丝口上，将注入器缓缓插入阴道深处，挤压药管管身，挤出全部胶冻后，抽出注入器即可行房事。
壬苯醇醚药膜	于房事前10分钟，取药膜一张，对折2次或揉成松柔小团，以食指（或中指）将其推入阴道深处，10分钟后可行房事。
壬苯醇醚阴道片	一次1片，于房事前5分钟放入阴道深处。对于阴道内分泌较少的妇女，应待药片溶解后，方可进行房事，或先以洁净水稍湿药片后迅速放入阴道。如房事时间超过半小时，则于射精前再放1片。

外用避孕药的有效性

若按规定方法使用，避孕有效率达94% ~ 97%。

外用避孕药的优点

使用方法简便，由于是局部用药，不通过血液吸收，副作用小；可预防某些性传播疾病，如淋病、梅毒等；不影响双方性快感；不影响内分泌和月经；不会抑制乳汁的分泌。

缺点及不良反应

片剂、栓剂和膜剂需在房事前 10 ~ 15 分钟置入阴道内方能有效；胶冻剂被认为太黏稠。

药剂有效期较短，仅 2 年时间。

偶见有局部刺激。可使女性外阴或阴道，甚至男性阴茎发生较严重的刺激症状，如局部瘙痒、疼痛等，或阴道分泌增多；可发生泌尿系统刺激症状，表现为尿急、尿频等。应多饮水，必要时去医院就诊，如反复发生则应改用其他避孕方法。

［**注意事项**］

房事后 6 小时方可冲洗。

本品性状发生改变时禁止使用。

请将此药品放在儿童不能接触的地方。

［**禁忌症**］

对杀精剂过敏者。

会阴重度撕裂，阴道壁过度松弛，子宫Ⅱ度以上脱垂者。

急性、亚急性阴道炎或宫颈炎者。

（五）女用避孕医疗器械

1. 宫内节育器

宫内节育器（IUD）俗称避孕环，是一种放置在子宫腔内的避孕器具，可由金属、塑料或硅橡胶制成。目前，全世界约有 7000 万妇女在使用宫内节育器，我国宫内节育器的使用者约占采取避孕措施的育龄夫妇的 40% 以上。

宫内节育器的种类很多，目前国内外使用的不下 30 余种，下面仅介绍目前常用的几种：

活性宫内节育器：将附带有铜锌等金属、孕激素、止血药物及磁性材料的节育器置入宫腔后，体内能缓慢释放活性物质，是可增加节育器避孕效果并降低副作用的新一代宫内节育器。

带铜T型节育器：T型塑料支架，按带铜面积（mm^2）不同，有TCu200、TCu220、TCu380等多种类型。以TCu220、TCu380在国内外应用较广。带铜节育器的优点为适应宫腔形态，不易脱落，放取容易；缺点是子宫出血发生率稍高，T型横臂可能刺入子宫壁。为此国内将两端做成圆珠形，其有效率高于不锈钢圆环，放置年限为5年左右。

硅橡胶带铜γ型节育器：用不锈钢丝作支架，外套硅橡胶管，管外套有面积200 mm^2的铜丝。此种节育器的优点为形态与子宫腔相符，且铜丝均匀分布于子宫腔的着床区域，可增强避孕效果，但点滴或不规则出血稍多，可放置5~8年。

多负荷含铜节育器：此种节育器，用聚乙烯做成支架，纵臂上绕有铜丝，按大小及纵臂长短分为大、中、小号。它放置方法简便，临床效果较好，有效期5年。

元宫宫内节育器：元宫宫内节育器以不锈钢丝为基体材料，相容性好，刺激小，弹性适中，可长期安全使用；内置铜丝，溶蚀恒定，不脱落，减轻对子宫局部刺激，符合子宫动力学原理，降低脱落率；将下缘设计为弧形，与子宫腔有更好的适应性，降低副作用；使用方便，一次性放置，有自动锁定功能，确保放置到位，不需扩宫，操作简便，适于基层推广。

活性金单环165和带铜高支撑力环：这两种环的外形和金属单环相似，均由此发展而来。此环放取技术与金单环相似，因铜丝簧为活性物质，易变形脱落，可放置10年以上。

固定式节育器：20世纪90年代以来开发的固定式节育器，其特点为无支架，6个铜套串在尼龙丝上，用特制的针把尼龙线结插入子宫底部肌层固定，使铜套悬挂在宫腔内，临床效果好，出血少，但易脱落。

2. 避孕海绵

避孕海绵是一种浸透了3种杀精剂的聚氨酯泡沫海绵。在准备房事之前将避孕海绵放入阴道内，并在房事后留在体内12小时，但最长不得超过24小时。避孕海绵的作用是阻挡精子进入，而杀精剂则会杀死精子或使其丧失活动能力。有效率可达85%～90%。优点：随时方便（例如在无准备的情况下做爱）；可在药店购买；可预防某些性病。缺点：不是非常可靠的避孕方法；某些女性对杀精剂过敏；如果在即将房事之前才放入，可能会降低性冲动，因为大多数人都无法确切预知做爱时间。

3. 女用避孕套

女用避孕套是由聚氨亚酯材料制成的柔软、透明且坚固耐磨的鞘状套，它的长度约为17厘米，厚度为0.42～0.53毫米，最大直径为7.8厘米。在避孕的同时，它能极有效地防止性传染疾病（包括艾滋病）传播。避孕套的两端各有一个易弯曲的环，套底完全封闭，使用时将紧贴阴道的末端，外端的环较大且较薄，使用时将始终置于阴道口外部以阻隔男性阴茎根部与女性外阴在行房事时的直接接触，较男用避孕套更有效地防止了病菌的传播。

女用避孕套内涂有以二甲聚硅氧烷为主要原料的惰性的对

精子无杀伤的润滑剂，在行房事时能使男性阴茎在套中活动自如，使用者也可配合点滴各种增加兴奋度的液剂以增加快感。与男用避孕套不同，由于使用聚氨酯超薄材料制造，在使用女用避孕套时，双方都能达到最大的欢愉感觉。

（六）女用避孕药具不良反应及处置方法

1. 口服短效避孕药的不良反应及处置方法

类早孕反应：少数妇女在服药后可出现恶心、头晕、无力、食欲不振、呕吐、嗜睡等类早孕反应。轻者一般不需处理，反应较重的妇女，可服维生素 $B_6$10 毫克，维生素 $B_1$10 毫克，每日 3 次，安定 2.5 毫克，每日晚 1 次，头昏、困倦可饮些浓茶或服用其他兴奋剂。

服药期间出血：多因漏服药物引起。若点滴出血，可每晚加服半片避孕药，直到服完 22 片为止；如血量与月经量相近，应停药按月经来潮处理。于流血第 3 天开始再服避孕药，并每晚加服半片避孕药或另加炔雌醇 0.005 ~ 0.015 毫克；如仍出血可改服 1/2 量口服短效避孕药。

月经量减少，经期缩短：一般不需要处理，经量过少者可加服炔雌醇 0.01 ~ 0.015 毫克。

闭经：绝大多数妇女在停药后可自然恢复月经来潮。若连续发生 2 ~ 3 个月闭经，应予停药，也可考虑加服炔雌醇每天 0.005 ~ 0.01 毫克。

其他不良反应：乳房发胀、腰部酸痛、食欲增加、皮疹等，一般可自行消失，不需要处理。

2. 口服长效避孕药的不良反应及处置方法

类早孕反应：有此反应的妇女占用药人数的 50% 左右，症状多为先重后轻并逐渐消失，处理方法同服短效避孕药。

过敏反应：极个别妇女有此反应，一旦发生，应及时给予抗过敏药治疗。

月经失调：经期延长、经量过多，可于经前5~7天服用避孕药片1号，连服4~7天，连续使用3个月，经期可转为正常。若停药后仍不好转，可重复用药。月经后出血，可加服炔雌醇0.015~0.025毫克，直至下次服用长效避孕药日期为止。长期出血不止，如出血量不多，可服短效避孕药，每日1~2片，连服4天。应在使用长效避孕药第11天后加服短效避孕药预防下次出血。流血量多者可进行刮宫。月经周期缩短者应用长效避孕药10天开始加服短效避孕药，每次1~2片，连用4~6天。

其他不良反应：用长效避孕药3个月后，有半数用药妇女有白带增多现象，约有5%的人血压稍有升高，但停药后均可恢复正常。

长期服用避孕药应适当补充一些维生素，以免引起维生素的缺乏。可服维生素B_1、B_6和维生素C等。

3. 口服速效避孕药的不良反应及处置方法

开始服药时，少数妇女有轻度类早孕反应，一般不需要处理，随着服药时间的延长，此反应会自行减轻或消失；个别妇女可能出现月经周期延长现象，必要时可用催经药。

4. 漏服避孕药的处置方法

如果使用者忘记服药的时间在12小时以内，对避孕的保护作用不会降低。一旦想起，就立即补服，同时仍应在常规时间服用下1片药物。

如果忘记服药的时间超过12小时，避孕作用可能降低。其处理可遵循以下两条基本原则：

停止服药不能超过7天。

需要不间断地连服7天，以保持对下丘脑—垂体—卵巢轴的适当抑制。

根据临床经验给出如下漏服避孕药的建议：

第1周，使用者应该在想起来时尽快服用最后忘服的那片药，即使如果这意味着同时服用2片。然后继续在常规时间服药。此外，在以后的7天内要加用屏障避孕法如避孕套。如果此前7天已发生性行为，应考虑有妊娠可能。漏服的药片越多并且越接近常规的停药期，发生妊娠的可能性越高。

第2周，使用者应该在想起来时尽快服用最后漏服的药物，即使如果这意味着同时服用2片。然后继续在常规时间服药。假若使用者在第1片漏服药的前7天均正常服药，则不需要使用另外的避孕方法。但是，如果不是这种情况，或者她漏服不止1片，那么应建议加用其他的避孕方法7天。

第3周，因为临近7天的停药期，所以可靠性降低的危险很大。但是，通过调整服药计划，仍可防止避孕保护作用的降低。假如妇女在漏服第1片以前7天均正常服药，则遵照以下两项建议的任一种，使用者没有必要采取另外的避孕措施；如果不是这种情况，妇女应遵循这两项建议其中的1条，并在以后7天内采取另外的预防措施：

建议一：使用者必须在想起来时尽快服用漏服的最后一片药物，即使这意味着同时服用2片药。然后继续在常规时间服药。这周期药物服完后立即开始服用下一周期药物，即两周期药物之间没有间歇期。使用者在第二周期药物服完之前，不大可能有撤退性出血，但可能于服药期间出现点滴或突发性出血。

建议二：不再继续服用此周期药物，停药7天，包括漏服的天数，然后开始继续服用下一周期的药物。

如果妇女漏服药物，而且在随后的第一个正常停药间隔期没有发生撤退性出血，应考虑妊娠的可能。

5. 使用宫内节育器的不良反应及处置方法

宫内节育器在临床上使用40多年来，已有大量事实证明是一种安全的避孕工具。但节育器是一种异物，放入子宫后会产生一定的副作用，如出血、疼痛、白带增多等。

一般反应：放置节育器1周内阴道可有少量血性分泌物或伴有小腹坠胀、隐痛及腰酸等，一般不需处理，可以自愈。偶尔也可出现赤带或少量出血，可用一般止血药处理。

术时心脑综合征：极少数受术者在手术中由于精神紧张或局部刺激过强（如扩张宫颈时），可出现心脑综合反应，表现为面色苍白、头晕、胸闷、恶心、呕吐，甚至大汗淋漓、血压下降、心动过缓、心律紊乱等一系列迷走神经兴奋性亢进的表现，严重者可发生昏厥，甚至抽搐。一般静脉缓注阿托品0.5毫克，5分钟后即能好转。如观察1小时仍未好转，宜取出节育器。

月经异常：是放置宫内节育器后最常见的副反应，也是影响宫内节育器续用的主要原因，其发生率约为5%～10%。可表现为月经量多、经期延长、经期点滴或不规则出血，有的则表现为月经周期缩短。此反应多发生在节育器放置后半年内，可以对症治疗，如采用止血剂。服药治疗和观察3～6个月仍不见效，可考虑取出节育器或更换节育器。宫内节育器带铜经血量较惰性为多；含孕激素类宫内节育器可减少经血量，但点滴出血较多见；含消炎痛宫内节育器可使经量略有减少。

下腹胀痛和腰酸：是由于放置节育器后子宫收缩所引起，有时也可因节育器过大或位置移到子宫底部所致。轻者不需治疗，一般会逐步适应；重者可使用消炎痛或其他消炎药物对症处理；如症状持续不缓解，可更换一个适当型号的节育器；如经B超证实节育器下移，应纠正节育器的位置。

白带增多：节育器可引起子宫内膜无菌性炎症及异物反应，故可导致分泌物增多，带尾丝宫内节育器可能引起上行性感染，因此放置宫内节育器的妇女应保持外阴清洁。必要时可予消炎药物治疗。

尾丝过硬或长短不合适：可造成男方性交疼痛，甚至性交时扎伤。可请医生将尾丝剪短至仅保留在宫颈管之内。

三、男用避孕药具

（一）男用避孕药具分类

男用避孕药具主要指男用口服避孕药和男用避孕医疗器械两种。

男用口服避孕药一般均是通过抑制精子的生成，降低精子的数量，达到不能受孕效果。而男用外用避孕药与女用杀精剂类似。男用避孕医疗器械主要就指男用避孕套。

（二）男用避孕套

1. 男用避孕套种类

男用避孕套一般由天然胶乳制成。作用是避孕和防治性生活中性疾病传播。常见的男用避孕套大致分为以下种类：

普通避孕套：具有透明、柔软轻薄等特点。

异形避孕套：有表面螺纹、颗粒、粗化、仿形或顶部异形等特点。

彩色避孕套：有红、黄、蓝、绿、橙、黑等多种颜色。

药物避孕套：有消炎、灭菌、杀精、协调性生活等特点。

治疗避孕套：有弥补生理功能和加用特殊药物等特点。

香型避孕套：带有各种果味、薄荷、茉莉等流行香型等特点。

要正确使用避孕套，发挥其应有作用，应注意如下事项：

对橡胶制品有过敏史者慎用。

橡胶制品易老化变质，故不要贮存太久，尤其是在温暖的气候条件下。

避孕套应贮存在阴凉干燥的地方，且应置于包装物中，以免避孕套受到机械损伤或阳光照射而失效。

避孕套即使在有包装的情况下也不能接触石油基防腐剂、酚类及其衍生物、石油基润滑剂、石油溶剂、煤油及其相关的有机物。

使用前应注意避孕套的有效期。

房事时避孕套脱落、破损或感觉有任何不适应时请咨询医师。

如果需要使用额外润滑剂，则需使用经推荐的正确类型的润滑剂，应避免使用石油基的润滑剂，比如凡士林、婴儿油、浴液、按摩油、黄油等，以免破坏避孕套的完整性。

2. 使用避孕套过敏处理方法

避孕套是采用天然乳胶制成的，有些人使用后发生过敏反应，男子表现为阴茎头部潮红、瘙痒和刺痛，严重时发生破溃、糜烂，女子的外阴及阴道有瘙痒及烧灼感、阴道黏膜充血、水肿、白带增多等。发生过敏反应后需要采取下列治疗措施：

停止使用避孕套，改用其他避孕措施。

在治疗期间及恢复正常后两周内停止性生活。

局部不要搔抓，也不要用热水烫洗或肥皂清洗，防止病变加重。

局部外涂金霉素或四环素眼膏，也可使用肤轻松软膏等。

用抗过敏药物，如扑尔敏、赛庚啶、息斯敏等。

避孕套引起的过敏反应，一般经 5～7 天治疗，可以恢复正常。

四、紧急避孕

（一）紧急避孕使用范围

没有采用避孕措施或曾发生使用药具失误的性生活，都有可能导致非意愿的怀孕，给双方特别是女方的身心健康造成不良的影响。所以，如遇有以下情况之一时，就要采用紧急避孕：

性生活没有采用任何避孕方法，特别是初次发生的性生活；

性生活时采用了避孕套，但避孕套破裂或滑落在阴道内；

使用阴道隔膜或宫颈帽，但由于放置不当，在性生活过程中脱落、破裂或过早取出的；

安全期日期计算失误或体外排精失控；

已采用口服避孕药避孕，但进行性生活的当晚漏服的；

在遭受到性强暴情况下。

（二）紧急避孕方法

1. 紧急避孕用药物

紧急避孕药只适用于突发事后紧急避孕，不能反复使用，更不能作为常规的避孕药长期使用，在采取紧急避孕方法后，请采用其他适合自身的安全有效的避孕方法。

常用的紧急避孕药的种类及用法

药　名	用　法
毓婷 诺爽 安婷 惠婷 左炔诺孕酮片	口服，在房事后72小时内服第1片，隔12个小时后服第2片。

紧急避孕药的有效性和优点

方便，对突发性生活可进行事后补救。

缺点及不良反应

少数妇女可有轻度恶心、呕吐、头晕、乏力、乳房胀痛等不适，一般不需处理。

部分妇女服药后的下次月经可能提前或延期。

［**注意事项**］

本品是因避孕失败而采用的补救避孕药，不是流产药。

本品只对服用前发生的无防护同房有补救作用，服药后至下次月经前应采用可靠的避孕措施，不宜作为常规避孕药反复使用。

服药后2小时内如发生呕吐，应立即补服1片。

服药后，下次月经逾期一周仍未来潮，应立即到医院检查，以排除妊娠。

请将此药品放在儿童不能接触的地方。

［禁忌症］

由于紧急避孕药物的剂量很低，且为偶然使用，故临床上无绝对禁忌情况。

2. 放置宫内节育器

无避孕措施的性生活发生后超出72小时，可在5天内放置含铜宫内节育器。放置宫内节育器即可紧急避孕，又落实了长效节育措施。但这种方法一般不适宜新婚夫妇及未生育的妇女。

3. 紧急避孕药获得途径

紧急避孕药可以从市场购买，也可从计划生育药具管理或计划生育技术服务机构免费获得。

五、避孕方法选择

不同生理时期和一些特殊人群有着不同的特点，对避孕的需求也不同。现有的避孕节育方法种类很多，每种方法也都有其特有的优势与一些不足之处。因此，应根据具体情况，做出相应的避孕方法选择。

（一）不同生理时期的避孕方法选择

1. 选择避孕方法的原则

面对丰富多样的避孕药具，你可能会感觉无从下手。首先有四个方面的情况要了解清楚：一是你的户籍所在地的计划生育政策及你依此而作的生育计划；二是你目前处在生育过程的哪个阶段，是刚结婚暂时不想生育，还是已有一孩不想再生育，或者是可以生育两孩准备过几年再生育第二孩；三是你和爱人在避孕方法上有什么偏好，生理上有无不适用某种避孕方法的疾患；四是常用避孕方法的作用机制、使用方法、优缺点和禁忌症，以及这些药具发放渠道是否通畅，获取是否方便。

综合考虑以上四个条件，遵循以下两个原则选择避孕药。

（1）适己性

就是这种方法适合自己。这种避孕方法要与你需要避孕的时间长度相一致。如你不打算再生育，就可以选用长效的避孕方法，如结扎或放置宫内节育器。新婚夫妇只是想推迟一段时间再生育，则可选择避孕套等外用方法，方便随时安排生育。

该方法要符合你们的生理特点、身体状况。如对乳胶过敏的夫妇不宜选用避孕套；患有重度宫颈炎者不能选用宫内节育器；肝炎、严重高血压、糖尿病、肾炎患者则禁服避孕药。

要符合你们的性生活习惯。如你们性生活比较频繁或性冲动较快，就会感到用外用工具有诸多不便，而采用长效、内置的方法会安心得多。

（2）可得性

就是该方法容易得到。避孕药具对有正常性生活的夫妇来说是必不可少的，既是必备就要考虑获取是否方便。高档、进口的性能较好，但价格较高，且须到商店去购买。一般常用的品种效果也不错，在单位计划生育联系员处或社区医疗站所就可免费得到。

可得性还包括获得指导的便利。人口和计划生育服务机构以及医疗卫生机构都能提供这方面的指导。

2. 新婚期避孕方法的选择

从优生角度讲，新婚期并不是最佳受孕期。新婚夫妇常常处于疲劳的状态，此时怀孕，可能对胚胎及孩子的身体和智力发育产生不良的影响。在结婚3个月以后，性生活习惯逐渐形成，夫妻双方对对方的反应、嗜好、习惯有了了解，新婚阶段疲劳已消除，工作、学习已步入正轨，这时选择受孕是比较理想的。事实上，很多新婚夫妇在新婚阶段暂时不想要孩子，希望过两年轻松愉快的时光，因此新婚期避孕成为每对年轻夫妇必须考虑的问题。

推荐使用：

新婚期避孕必须保证不影响青年夫妇今后的生育，常推荐使用男用避孕套、短效口服避孕药、杀精剂等避孕方法。

男用避孕套。在新婚前大多数女性没有或很少经历性生活，生殖道一般比较紧，因此，新婚初期采用男用避孕套比较理想。如果与避孕药膏/胶冻合并使用效果更佳，既可起到润滑作用，又可提高避孕效果。

短效口服避孕药。如果新婚夫妇不愿意使用避孕工具，女用短效口服避孕药是比较适合的避孕方法。

外用避孕药（栓、药膏/胶冻、片剂、药膜等）。经过一段性生活后，女性阴道有所扩张，此时，采用外用避孕药或含有避孕药的阴道避孕环也非常安全、有效。

不推荐使用：

新婚期不推荐的是长效避孕药、宫内节育器、安全期避孕法。

一般说来，长效避孕药多引起月经紊乱，特别是闭经，停止使用后生育能力恢复相对慢，所以，新婚期避孕不建议使用长效避孕制剂，如长效口服避孕药、长效避孕针剂、皮下埋植剂等。由于阴道紧、子宫颈狭小、子宫肌层比较敏感等特点，新婚女性不宜放置宫内节育器。新婚期不建议使用安全期避孕法，这主要是考虑新婚期年轻夫妇的性中枢神经兴奋度很高，性欲旺盛，性生活频繁，会影响安全期避孕法的使用效果。

新婚期避孕失败，应认真考虑，如果条件适合生育，没有口服或注射避孕药，且怀孕后没有感冒，没有接触有害毒物，可继续妊娠，否则应尽早停止妊娠。如果比较早就觉察避孕失败，可在5天内采取紧急避孕措施（口服紧急避孕药）。

使用避孕药和避孕针剂的夫妇如果打算生育，应在停止使用避孕药半年后再怀孕，此期间可用避孕套或外用避孕药避孕。

3. 哺乳期避孕方法的选择

育龄妇女在妊娠后，生长激素和促性腺激素（包括卵泡刺激素和黄体生成素）的分泌均减少，卵巢内的卵泡不再发育成熟，也无排卵，不能受孕。大约在产后4～8周，促性腺激素释放激素反应才开始增加，因此产后4周后才有可能有月经来潮。而且，第一次月经来潮往往是无排卵月经，以后可逐渐恢复排卵。哺乳者的排卵晚于不哺乳者。有的妇女在产后还会有较长时间的闭经。处于哺乳期的育龄妇女，常常因尚未来月经，而容易忽视避孕问题，导致意外妊娠。据报道，产后6个月内，妊娠率约为2%。一旦怀孕，往往必须要终止妊娠。但这一时期的女性子宫没有完全恢复，人工终止妊娠有一定的危险，而且不利于机体的恢复。因此，更应该重视避孕。

哺乳期女性避孕必须考虑两个方面的问题：一是从孩子健康角度考虑，要保证避孕方法对乳汁没有影响；二是从妇女健康角度出发，既要考虑避孕方法不能影响妇女内分泌功能，又要考虑到卵巢功能低下出现闭经、子宫小而软的特点。

推荐使用：

男用避孕套。孩子出生后一个月内产妇不应有性生活，之后就应采取避孕措施，最好的办法就是男方采用避孕套。

纯孕激素长效避孕针剂和皮下埋植剂。哺乳妇女，可在产后6周开始使用纯孕激素长效避孕针剂和皮下埋植剂，不影响乳汁分泌及乳汁质量。不哺乳妇女，产后即可使用上述方法。

宫内节育器。一般建议在产后42天~3个月或剖宫产半年后，生殖器已恢复正常，没有炎症或子宫脱垂及月经过多等情况下，放置宫内节育器。也可在产后或剖宫产后，立即放置宫内节育器，因减少了一次手术，因而受到育龄妇女的欢迎。

外用避孕药。这是一类不含甾体激素的杀精剂，使用后不良反应很少，适合哺乳期妇女使用。

阴道隔膜、阴道海绵。使用阴道隔膜和阴道海绵不影响哺乳期女性的内分泌功能，不影响乳汁质量，也适合哺乳期妇女使用。

不推荐使用：

由于可影响乳汁分泌及乳汁质量，哺乳期妇女不宜使用雌孕激素复合避孕药。

4. 产后育龄期避孕方法的选择

我国提倡一对夫妇只生一个小孩。年轻的夫妇在生育一个小孩后，有相当长的时间需要避孕，如果避孕方法选择不当，可能造成避孕失败。因此，育龄夫妇可根据自己的实际情况，选择一种或多种适合的避孕方法。

推荐使用：

宫内节育器。宫内节育器不受年龄限制，一次放置后可避孕数年，甚至十几年，也可与其他方法合用，是最常用的避孕方法。宫内节育器的放置时间以月经干净后7天内为宜。放置后，一般要求每年检查一次，以了解宫内节育器是否脱落、移位，子宫、卵巢、阴道有无疾病等，以便早期纠正、治疗。有生殖道急性炎症、宫颈口过松或月经过多的妇女不宜放置宫内节育器。

长效避孕针剂和皮下埋植剂。

绝育术。输卵管结扎也是一种安全、有效的节育方法，或由男性采用输精管结扎达到绝育目的。

其他避孕方法。如避孕套、外用避孕药、阴道隔膜、口服避孕药等避孕方法均可使用。

已生育两个或两个以上孩子的夫妇，选用宫内节育器、男女绝育术、长效避孕制剂等长效、高效避孕节育方法为佳。

5. 更年期避孕方法的选择

更年期是由育龄期向老年期过渡的时期，是生殖功能开始逐渐减弱直至完全衰退的长期过程。由于个体差异比较大，更年期没有严格的年龄界限。一般认为女性更年期从40岁开始，到60岁或65岁结束，这意味女性大约有1/3的生命在更年期度过。一般来说，男性一生不会完全丧失生育能力。女性更年期包括绝经前期、绝经期、绝经后期。绝经前期卵巢功能开始减退，卵泡发育基本不能达到成熟；绝经后期指绝经一年后至老年期，此期卵巢功能已完全丧失。在此所说更年期阶段主要是指绝经前期这个阶段。

更年期妇女的卵巢功能逐渐衰退，卵泡细胞与颗粒细胞逐渐老化，卵泡很少发育成熟，黄体功能也逐渐衰退。但是，卵巢和黄体功能降低的一系列生理改变，并不意味着不发生排卵。事实上，仍然有少量的卵泡发育成熟，排出卵子。更年期妇女仍有怀孕的可能，所以必须采取避孕措施，坚持避孕。

推荐使用：

外用避孕药制剂（外用避孕栓、外用避孕药膏/胶冻、避孕药膜、外用避孕片、阴道海绵等）。由于进入更年期的妇女雌激素水平逐渐降低，造成阴道黏膜萎缩，渗出液减少，阴道干燥，常常发生性交困难，因此，有阴道润滑作用的避孕方法——外用避孕制剂，一般可作为首选的避孕方法。

避孕套、阴道隔膜。可选用避孕套、阴道隔膜并辅以避孕药膏或润滑剂。

宫内节育器。以前放置宫内节育器的妇女，可继续使用，于绝经后半年至1年内取出。

体外排精避孕法。更年期夫妇在频率较低的性生活时，亦可应用体外排精避孕法。

不推荐使用：

甾体类激素影响子宫内膜的正常发育，可引起子宫内膜出血。而更年期特殊的生理变化，使此期妇女常常发生功能性子宫出血，加之机体各系统逐渐老化、功能减退，可能已产生对甾体激素敏感的疾病。因此，为安全考虑，更年期妇女慎用含甾体激素的口服、注射用复合避孕药。而吸烟女性，则不宜使用雌－孕激素复合避孕药，因为吸烟会增加甾体激素药物使用者发生心、脑血管疾病的危险。

更年期妇女的月经不规则，不能使用自然避孕法。

（二）特殊人群避孕方法的选择

1. 性传播疾病高危人群避孕方法的选择

近20年来，性病在我国发病率逐年上升。统计资料表明，各类性病主要发生在性活跃人群中，包括流动人口和卖淫嫖娼等人群，其中多数人因文化程度低而缺乏预防知识，加之他们缺乏求医意识，往往得不到及时正确的诊治，感染后疾病加重，并易于传播。

有些性病症状明显，易及时发现，如急性淋病；而有些性病感染后可毫无不适，如尖锐湿疣。性病有很大的危险性，对个人而言，得了性病如不及时治疗，轻者发展至泌尿系统感染，重者侵犯内脏器官造成严重后果；对他人而言，由于性病大多数发生在性活跃年龄，性病患者将成为传染源，殃及他人。性交是性病最主要的传播途径之一，有保护的性行为是预防性病的有效方法。因此，结合性生活中对避孕的需求，选择适宜的避孕方法对这一人群意义重大。

屏障避孕措施可以有效地防病避孕。高质量的避孕套是安全性行为的可靠保障。避孕套的构造能完全保护男女生殖器，避免了疾病通过生殖器官感染。尤其是女用避孕套，可有效防止梅毒螺旋体、淋球菌、沙眼衣原体、艾滋病病毒、单纯疱疹病毒和乙肝病毒等病原体通过体液交流而感染。在性活跃人群中，提倡使用避孕套，是预防性病的重要措施。但是，避孕套在使用时，可能出现破损和脱落等情况，因此，正确使用优质避孕套是防病避孕的关键。

2. 流动人口避孕方法的选择

随着市场经济体制的确立和改革开放的不断深入，我国流动人口已形成相当大的规模群体。我国的流动人口中，青壮年占70%，其中36.6%为女性流动人口，70%是处于育龄期，生育潜力相当大。流动人口大多数来自农村，生殖保健知识贫乏，故需要得到安全性行为、避孕药具与生殖健康的知识。即使是在计划生育服务较好的城市地区，流动人口中的女性避孕措施的使用情况也不容乐观，因此经常处于非意愿妊娠以及性传播感染的高危险中。

流动人口主要由生育旺期的青壮年组成，可根据不同生理期的特点选择合适的方法。

已婚的青年流动人口可按照新婚期、哺乳期、产后期的避孕选择方法，选择适合个人特点的避孕方法。有可能的话，提倡选用长效和使用简便的方法，如宫内节育器、纯孕激素长效避孕针、皮下埋植剂、绝育术等。

一般来说，避孕套是比较理想的预防性传播疾病和生殖道感染的方法，为提高避孕效果，可以与其他的高效避孕方法合用。

短效口服避孕药、速效避孕药和外用避孕药（杀精剂）是适合未婚青年流动人口使用的安全有效的避孕方法。

如果进行无防护性生活或觉察到避孕失败，应尽快采取紧急避孕措施，及时补救。

3. 其他人群避孕方法的选择

个体差异及其健康状况直接影响避孕方法的选择和使用。处于不同健康状况的育龄人群也必须选择适宜的避孕方法，因此有必要建立一些指导性的选择标准，为不同人群选择避孕方法提供参考（见下表）。

避孕方法适用与选择标准

人群特点	安全有效的方法	禁用（慎用或不用）
哺乳期	1.哺乳闭经法。2.屏障避孕法。3.含铜宫内节育器。4.产后6周至6个月可用单纯孕激素避孕药（孕激素口服避孕药、DNPA和NET－EN、皮下埋植剂）；绝育术。	1.自然避孕法难以应用。2.禁用雌－孕激素复合避孕药。3.产后6周内禁用单纯孕激素避孕药（孕激素口服避孕药、DNPA和NET－EN、皮下埋植剂）。
吸烟	1.35岁以下可用雌－孕激素复合避孕药。2.其他各种方法。	35岁以上禁用雌－孕激素复合避孕药。
糖尿病	1.有妊娠糖尿病史者，可使用激素类避孕药及其他各种方法。2.没有并发症的糖尿病患者，可使用激素类避孕药，但应随访。	患糖尿病20年以上或并发血管性疾病者，不能使用雌－孕激素复合避孕药、单纯孕激素避孕针（DNPA和NET－EN）及女性绝育术。
缺血性心脏病	1.屏障避孕法。2.含铜宫内节育器。3.自然避孕法等。	1.禁止使用雌－孕激素复合避孕药、DNPA和NET－EN。2.女性绝育术。

续表

高血压	1.重复测量血压为140～159mmHg/90～99 mmHg，有监测血压条件，可口服避孕药。2.屏障避孕法。3.含铜宫内节育器。	1.重复测量血压大于等于160mmHg/100 mmHg者、有高血压史但无条件测量血压者，不能使用雌－孕激素复合避孕药及女性绝育术。2.重复测量血压大于等于180mmHg/110mmHg者不能使用单纯孕激素避孕针剂（DNPA和NET－EN）。3.有高血压史但无条件测量血压者、重复测量血压大于等于180mmHg/110 mmHg者，慎用单纯孕激素口服药和皮下埋植剂。
头痛	大多数情况下可用各种方法。	1.反复发作的严重头痛、偏头痛者禁用雌－孕激素复合避孕药。2.反复发作的严重头痛、偏头痛者慎用单纯孕激素避孕药（皮下埋植剂、DNPA和NET－EN、孕激素口服避孕药）。
性传播疾病患者及高危人群	1.避孕套等屏障避孕法。2.口服雌－孕激素类避孕药。	1.宫内节育器禁止使用。2.自然避孕法难以应用。
病毒性肝炎患者或携带者	1.避孕套等屏障避孕法。2.含铜宫内节育器。3.携带者可使用甾体类激素避孕药。4.自然避孕法。	肝炎患者禁止使用甾体类激素避孕药。
乳腺肿瘤患者	1.含铜宫内节育器。2.避孕套等屏障避孕法及自然避孕法。3.女性绝育术。	1.禁用甾体类激素避孕药。2.用药物治疗时，禁止使用哺乳闭经法。

六、避孕药具使用中的问题解答

在我们使用避孕药具进行避孕时，会出现一些这样或那样疑难问题，直接影响正常使用避孕药具，或产生一些不必要的担心。在这里我们对避孕药具使用中的问题作如下解答。

（一）服用女用口服避孕药之前应做什么准备？

凡是需长期服用口服避孕药者，最好到医院妇科门诊检查，包括全身检查，如心、肝、肺、脾、乳房、血压等；妇科检查，如子宫及附件；实验室检查，除血、尿常规外，还需查肝、肾、血糖、血脂等。有条件时还要做宫颈防癌涂片及妇科B超检查。医生综合病史、体检及化验结果，决定能否服用避孕药，服用哪一种药，并详细交代服药方法、注意事项及可能产生的不良反应等。服用避孕药期间出现异常情况，应到医院咨询。服药1年以上还须到医院复查。

（二）规律使用的口服避孕药能降低哪些疾病的发病率？

月经病减轻。由于避孕药中的性激素能使子宫内膜增长得比较薄并且提早萎缩，所以当子宫内膜脱落时出血较少。这样就调整了月经周期，减少了月经出血量。对有些痛经的患者，避孕药抑制排卵后，痛经可减轻或消失。

可使女性患卵巢癌的危险性降低40%，长期服用时降低幅度高达80%。卵巢癌的发生与排卵有关，卵巢排卵后局部形成囊肿，排卵次数越多，形成的囊肿也越多，而这种囊肿有可能发生恶性病变。使用口服避孕药能抑制排卵，减少了囊肿的形成，所以也就减少了卵巢癌的发生。

口服避孕药还可以减少盆腔炎的发病机会。引起盆腔炎的细菌大部分是从阴道通过子宫颈管进入子宫腔、输卵管、卵巢和盆腔的。使用避孕药的女性，由于孕激素的作用，子宫颈黏液变得稠厚而形成黏液塞，堵住宫颈管口，这样既能阻止精子通过，又可防止细菌从阴道进入子宫腔，起到预防盆腔炎的作用。服用避孕药后，可使月经期缩短、月经血量减少，不利于生殖道内的细菌生长繁殖，这样就减少了月经期感染的机会。

女性在服用避孕药一年以后，得宫颈癌的几率降低一半。

口服避孕药还能减少子宫肌瘤和子宫内膜癌的发病率。这两种肿瘤的发生与体内雌激素的含量较高有一定关系。避孕药中含有孕激素，服用后可以抑制雌激素分泌，因而有预防作用。据有关资料统计，连续服用避孕药达5年的女性，子宫肌瘤的发生率可减少17%。服药时间越久，患子宫肌瘤的可能性越小。

可以抑制结肠、直肠癌。

（三）长期使用口服避孕药安全吗?

只要掌握服药的适应症和禁忌症，服药期间注意随访观察，口服避孕药是一项高效安全的避孕方法。长期服用可预防子宫癌、卵巢癌、卵巢囊肿及良性乳房疾病等多种疾病的发生，可降低缺铁性贫血、风湿性关节炎、盆腔炎和宫外孕的发病率。有痛经的妇女，服药后多数能消除和减轻。短期服药者停药后不仅立即恢复排卵，而且可出现黄体功能的反弹现象，对黄体功能不足所致不孕者，有良好的疗效，可给这种不孕夫妇带来福音。

（四）40 岁以上妇女为什么要停服避孕药？

妇女在40～52 岁期间，卵巢功能衰退，经量减少，进而出现不规则停经，直至月经完全停止，即称为绝经。长期口服避孕药的妇女，到了40 岁以上，最好停服避孕药，改用其他方法避孕，以防止卵巢功能早衰。但必须记住：一定要每次都采取避孕套、避孕药膏等方法避孕，也可由女方放置宫内节育器避孕，因为妇女在更年期仍然有怀孕的可能。

（五）口服避孕药会不会影响性生活？

口服避孕药后，虽然抑制了卵巢排卵，但对神经中枢和生殖器官没有影响，而且避孕药给体内补充了性激素，足以维持正常的性欲，因此不会影响性生活。

（六）服避孕药期间怀孕或怀孕早期服药对胎儿有什么影响？

医学研究证明，口服避孕药中的雌－孕激素对胎儿的性器官发育会产生一定的影响。避孕药中人工合成的孕激素可能会使女性胎儿男性化。另外，口服避孕药还可能造成孕妇流产或使胎儿畸形。

（七）服避孕药能引起肥胖吗？

调查发现，避孕药能否引起肥胖与以下两方面因素有关：

服药女性于服药前已有超重现象或肥胖倾向，服药后体重增加会较明显。也就是说，妇女服避孕药后是否会出现肥胖与女性自身素质有关。

服药后是否肥胖与所服避孕药种类有关，例如服炔诺酮片，可刺激饮食中枢产生食欲亢进，间接导致肥胖。一些药物可引起闭经、月经延长，使体内雌激素水平增高，体内水分增加，体重相应也增加。

但是，服避孕药引起的肥胖只是暂时的，只要停用药物或改用其他方式避孕，体重就可恢复。

（八）服用哪些药物会降低避孕药效果？避孕药又会影响哪些药物的药效？

有些年轻女性结婚后不想马上有孩子，会选择口服避孕药来避孕，但有人却很委屈地发现自己仍然怀孕了。应该说，如果正确服药是不会意外怀孕的，出现这种情况不是漏服药就是同时服用了其他药物，降低了避孕药的作用。会降低避孕药效果的药物有：

抗生素类：如青霉素、氯霉素、头孢菌素类、甲硝唑（灭滴灵）、磺胺类、呋喃类等。

结核药：如异烟肼、利福平。

镇静安眠药：如安定、利眠宁、眠尔通、鲁米那、安乃近、保泰松、氨基比林等。

巴比妥酸盐类：苯巴比妥。

抗真菌药：灰黄霉素。

其他药物：如扑米酮、卡巴咪嗪（痛惊宁）、乙琥胺（抗癫痫药）、苯妥英（大仑丁、苯妥英钠）。

避孕药会影响下列药物的药效，同时服用引起注意：

抗生素：三乙酰竹桃霉素（有增加肝脏毒性的危险）。

抗惊厥药：苯妥英（苯妥英钠）（有增加苯妥英毒性的危

险）。

抗凝药：丙酮香豆素（香豆丁）、肝素（减低药效）。

抗抑郁药、三环抗抑郁药：氯丙咪嗪、阿米替林、丙咪嗪（降低药效）。

抗糖尿病药：胰岛素和口服降糖药（降低药效）。

抗高血压药：甲基多巴、胍乙啶（降低药效）。

β 受体阻断剂类：胺酰心安、美多心安、心得安（提高药效）。

抗焦虑药：三唑安定、利眠宁、安定（提高药效）。

苯（并）二氯类：氯羟去甲安定、羟基安定（降低药效）。

茶碱制剂（平喘药）：氨茶碱、茶碱（增加毒性）。

（九）口服避孕药后出现闭经是怎么回事？

口服避孕药后闭经是指停经时间超过 60 天。停药后 7 天不来月经者，可于第 8 天开始服第二周期的药，连续服 2 ~ 3 周期，月经仍不来者，应停药检查闭经的原因。一般来说，口服避孕药后发生闭经，对全身及内分泌功能影响不大，与服药时间长短也无关系，可能是下丘脑和垂体的功能暂时受到抑制，垂体促性腺激素分泌减少引起的。不能忽视闭经的另一种可能，就是未按常规服药，有漏服的情况，或避孕药片受潮，影响药的避孕效果。这时，停经就可能是怀孕的信号。

（十）使用宫内节育器经期延长或出血过多怎么办？

主要原因：子宫内膜损伤导致的一系列生理变化。

处理方法：

放置时间较短者，在节育器放置后第一个月，月经血量增多是常见的，随后会逐月减少。

使用者如果有出血既往史，要排除妊娠（宫内孕或宫外孕）、盆腔或宫颈感染、某种恶性肿瘤的可能，可进一步检查或转诊。

如果使用者出现严重的贫血症状，可取出节育器，选择其他避孕方法。

（十一）使用宫内节育器出现痉挛性疼痛怎么办？

这是因为宫内节育器刺激子宫收缩，在使用宫内节育器的第一个月多见。如果有较强的痉挛或突发性痉挛，应检查使用者是否受孕（宫内孕或宫外孕），是否有节育器部分脱落、嵌顿，或患盆腔感染疾病、子宫穿孔及其他的妇科问题，发现上述问题要立即到医院治疗。排除上述情况后，如果疼痛可以忍受，建议使用一些自行处理技术，如热敷或锻炼，或在疼痛发作时用一些止痛药或短疗程的抗感染药物。如果疼痛不能忍受，应取出节育器，选择其他类型的节育器或其他避孕方法。

（十二）什么时间适宜放置宫内节育器？

适宜放置宫内节育器的时间有多种：

月经周期间放置。一般以月经干净后 3 ~ 7 天内放置较为适宜。

人工流产或钳刮手术后即可放置。

中期妊娠引产后放置。

产后42天及哺乳期闭经者，如排除妊娠且子宫收缩恢复良好，白带干净5天以上，无子宫腔或会阴感染现象，可放置节育器。

产时或剖宫产时胎盘娩出后，立即放置。剖宫产术当时未放者宜半年后放置。

节育器放置期满，无任何症状，可于取器后立即更换。

房事后放置。性交后因未采取避孕措施，或因避孕措施发生意外而担心怀孕，且准备采取长效节育措施的妇女，可在72小时以内放置含铜活性宫内节育器。

（十三）宫内节育器放取手术会产生并发症吗？

虽说放置节育器手术简单，但因不是在有视条件下手术，单凭术者的手感，如技术不熟练、放置不妥、动作过重或无菌操作不严，也可产生并发症。常见并发症有：急性盆腔感染、节育器异位或嵌顿、子宫穿孔。如发生并发症，要及时去医院治疗。

（十四）宫内节育器会长在子宫里吗？长期放置宫内节育器会不会致癌？

在放置节育器前都要对妇女进行常规检查，选择合适的型号和类型，使用中做好随访工作，绝经妇女半年后及时取出，一般不会发生严重嵌顿，都能顺利取出。

根据广泛调查，对放置宫内节育器15年以上的妇女作子宫内膜检查，均未发现癌变现象，说明宫内节育器本身不会致癌。

(十五) 有脱落或带节育器妊娠史的妇女能否再次放置宫内节育器?

发生宫内节育器脱落或带器妊娠的原因很多，其中多数原因是可以发现并纠正的。如因上次放入节育器太大或太小，可调整型号再次放入。但因子宫畸形、子宫颈裂伤松弛等脱落者，不宜再次放器。带器妊娠的妇女，如原使用惰性宫内节育器，可选用含铜的节育器。如已使用带铜宫内节育器，可改用铜面积更大的宫内节育器。

(十六) 如何进行药物流产?

用药前严格筛选，包括询问病史，进行全身体检和妇科检查，作实验室检查，如尿妊娠试验、阴道清洁度、滴虫和霉菌、血常规和血型，必要时做 B 超检查。

医生详细交代服药方法、药物疗效及可能出现的不良反应，征得同意方可用药。

目前常用剂量：米非司酮用量为 150～200 毫克，可以顿服或分次于 3 天内服完。于第三天到医院加用前列腺素制剂、卡孕栓 1 毫克置于阴道内或米索前列醇 600μg 口服。在医院中观察 6 小时。

流产过程中的监护：住院观察期间，除注意血压、脉搏、药物副作用外，所排出的大小便均需保留在干净的便盆内，由专人检查并记录有无胎囊及其排出时间，胎囊大小和出血量。

观察 6 小时后如胎囊仍未排出，出血不多，可回家。按医生规定日期随诊。如在家中排出组织，须带给医生查看。

（十七）药物流产有什么不良反应？如何配合治疗？

现在所应用的药物流产药米非司酮药量仅为最初所用药量的1/4～1/3，因而不良反应并不明显，主要是加重早孕反应、乏力等。前列腺素不良反应以胃肠道反应为主，如恶心、呕吐、腹泻，还有由于子宫收缩可产生下腹痛，个别人有发热、头晕、皮肤潮红及发麻等症状。为预防或治疗胃肠道不良反应，可在用药前后服用复方苯乙哌啶或胃复安，腹痛严重者可以杜冷丁或阿托品类镇痛药。但要避免使用对抗前列腺素的消炎痛、水杨酸类制剂。

少数孕妇服用米非司酮即可流产；80%孕妇在使用前列腺素类药物后6小时内排出绒毛胎囊；约10%孕妇在服药1周内排出。因此，只要有出血情况就要注意排出物。如在家中排出组织，须带给医生察看，以确定是否绒毛组织排出。

根据排出或未排出绒毛胎囊的情况，按医生规定时间在用药后8～15天内到给药的医疗机构随诊。凡医务人员确定药物流产失败或流产不全者，必须做人工流产术。

药物流产时虽已排出绒毛胎囊，但子宫内的蜕膜组织则是慢慢排出的，故出血时间较长，平均18～20天。部分妇女会因出血多、时间长而导致贫血或并发子宫内膜炎、盆腔炎等。因此，药物流产必须到具有急诊刮宫手术和输液条件的医疗机构。

极个别孕妇出现大出血、腹痛、发热等意外情况时，应急赴给药的医疗机构就诊。

事实上，无论是人工流产或药物流产，对孕妇的身体健康和心理都有一定影响，故以少做为好。

（十八）棉酚作为男用避孕药的用法及其存在的问题是什么？

用法：片剂，每片20毫克。初期每天服20～30毫克，一般持续60～80天才能见效，通常药物起效总量为1～2克。此后可改为每次15～40毫克，每周服2次维持。

存在问题：一是低血钾症；二是永久性无精子症。

（十九）使用避孕套会影响性生活吗？

使用避孕套不会影响夫妻间的性生活。戴避孕套可能会使男方感觉稍有迟钝，达到性高潮的时间稍有延长，但对射精的快感毫无影响。特别是对有些丈夫轻度早泄或妻子从未达到过高潮的夫妻，戴避孕套延长了做爱时间，反而可使女方得到满足。

（二十）紧急避孕药对身体有害吗？

紧急避孕药偶尔使用对身体是没什么害处的，但如果是长期、反复使用，对身体是有影响的，最主要是影响月经周期和排卵。因此不能作为一种长期的避孕方法反复使用。

（二十一）如何识别失效变质的避孕药具？

过了有效期。

口服避孕药变质，其特征：裂片、松片、药变色、出现霉点斑点等。

滴丸剂变质，其特征：变色、潮解、黏连、霉变、异臭等。

避孕针剂变质，其特征：变色、生霉、混浊等。

软膏类避孕药变质，其特征：酸败、发臭、流油、发硬等。

避孕栓变质，其特征：栓剂变形、融化、走油、变色、出汗、吸潮、霉变、干瘪等。

避孕套变质，其特征：外表不光滑、厚薄不一、有气泡、颜色发黄、套内硅油变黑变硬、套质抗拉力变小、漏气、乳胶黏连、弹性变小等。

（二十二）如何因地制宜地选择避孕方法？

大中城市、文化程度高的地区，夫妇所受的教育程度较高，传统生育观念淡薄，避孕方法种类齐全，夫妇双方都愿意承担避孕的责任，因此各种避孕措施，如宫内节育器、避孕套、安全期避孕、外用避孕药、男女口服避孕药以及会阴尿道压迫法避孕或体外排精等，都容易推广。

农村、牧区、矿区及边远地区等，那里的交通及电讯设备较城市差，信息不发达。因此，这些地区的育龄妇女应采用长效避孕药、长效避孕针、皮下埋植剂等。已有 1～2 个孩子的夫妇应采取永久性避孕方法，如采用男性输精管结扎术或女性输卵管结扎术。

总之，在避孕方法选择上，既要提高对避孕的认识，又要因人、因地而异，根据所在地的具体条件作适当的选择，这样才能收到良好的效果。

性病传播与优生篇

人类的生殖器官是传播性病的主要器官。性病的感染不仅影响到生育也直接关系后代的出生、发育、健康成长。如先天性梅毒，就是梅毒螺旋体由母体通过胎盘进入胎儿血液循环系统所引起的，被感染的胎儿极易发生流产、早产及死胎，即使能够出生，也是先天性梅毒患者。

性关系紊乱，不讲性道德、卖淫以及同性恋等不良性行为是患性病的主要原因。不仅自身受到感染和危害，也将给后代带来先天缺陷，造成终生痛苦。

一、性病的传播与危害

(一) 性病是传染病

性病是一种世界性流行的传染病。据《世界卫生》杂志报道，目前在世界上每秒钟估计有 4 个人感染性病。在传染病的发病中，淋病的发病率仅次于流行性感冒而处于第二位。

近 20 年来，性病的传播速度十分惊人，淋病的传播更为猖獗。其原因有以下几个方面：

抗菌素的不断增多，使原来抑制淋病菌的青霉素减低了作用；

对症状不明显的患者失去警惕，没有很好地查治，任其在人群中传播；

避孕套使用率降低；

受性自由、性解放思想的影响，性泛滥行为增多；

在一些体检中，血清检验常规被忽略。

当前，性病大多在年轻人之间传播，由沿海、旅游开发城市逐步蔓延到交通方便的城市，性紊乱地区性病发病较多。对性病的认识，人类经过了漫长的岁月，也付出了惨痛的代价，不知破坏了多少美满幸福的家庭，影响了多少子孙后代的身心健康。人们总是待到教训临头，才追悔莫及！

（二）性病流行范围在扩大

目前的性病，不仅包括过去传统确认的梅毒、淋病、软性下疳、性病性淋病肉芽肿和腹股沟肉芽肿，还增加了艾滋病、生殖器疱疹、乙型肝炎、尖锐湿疣、非淋病性尿道炎等。病原体也有所增多，由螺旋体、细菌扩大到病毒、衣原体、支原体、霉菌、寄生虫等多种微生物。

就性病在我国目前流行和发展的特点和流行趋势来看，淋病占多数，梅毒第二位，尖锐湿疣第三位。患者以青年人占多数，有一定隐蔽性和流动性。由于人们对性病没有认识、不愿公开隐私以及性关系紊乱等原因，使性病得以不断蔓延。一位专家曾经说过，如果全世界所有的人，不是在形式上而是在实质上真正能实行一夫一妻制过性生活的话，要不了几十年，性病就可能在全世界范围被消灭。

新中国成立不久，国家便大力进行了性病防治工作，短短几年就取得了显著成效。1964 年，我国向全世界宣布基本消灭了性病。这是任何其他国家所未能实现的目标。如今，国际交往日益增多，难免使性病重新出现。但国务院下达了有关防治性病传播的有关文件，卫生部门加强了防治工作，计划生育系统协同有关部门广泛开展了青春期教育和性知识的普及，对我国制止和减少性病传播，起到了极为重要的作用。性传播疾病的危害性必须引起人们和社会的广泛认识。正如泌尿科专家吴阶平教授讲的："已绝迹20多年的性病，在我国某些人身上又出现了。这是一个主要与医学有关的社会问题。在性病的防与治上，防是第一位的，它包括两个方面：一是对性知识的了解，把性知识教给广大群众，包括一些中青年医生在内，让他们认识到性病的危害。二是性道德教育，这项工作应从青春期教育开始。"的确如此，人们必须认识到性病的危害性，了解性病的传播条件、方式，充分认识性传播的疾病对自己、对家庭、对后代、对社会都是极其有害的。从而做到洁身自爱，不搞婚外性行为和不正当的性接触。

（三）性病传播的途径

性病的主要传播途径是通过黏膜传染。性交和接吻都是重要传染方式。

以梅毒为例，患者黏膜分泌物和血液中含有大量梅毒螺旋体，通过性交、接吻就可以将梅毒螺旋体传染给对方。哺乳、输血也可以将性病传染给婴儿和他人。极少情况下，毛巾、剃刀、烟嘴、食具、玩具、医疗器械也能间接传播梅毒螺旋体，这些情况下的传染都是在梅毒患者刚刚使用之后，健康人接触造成的。

梅毒螺旋体虽然顽强地存在于患者的皮肤破损处和黏膜、

血液、淋巴液、关节腔液以及组织器官内，但它一旦离开人体的环境，便很难继续生存下去。离开人体后，在干燥的环境和紫外线照射下，很快就会死亡。如使用来苏水、肥皂水、新洁尔灭液、高锰酸钾溶液处理也会很快死亡。因此，通过物品的间接传染机会是存在的，但极少。而接吻、性交是人体黏膜直接接触，传染就极其容易了。

其他各种性病的传播途径与梅毒基本上是相同的，应引起同样的重视。

目前，被称为“超级癌”的艾滋病引起人们普遍的恐惧和不安。同性恋男性性行为异常或男女性行为紊乱是传播扩散艾滋病的主要因素。母亲有艾滋病也威胁着胎儿。也有人提出，妊娠期间可加重艾滋病的症状。临床显示，经过胎盘传染以及分娩过程中的产道感染会导致一定数量的胎死宫内和新生儿死亡。

将肝炎划为性病来防治，人们会感到不解。事实上，肝炎病毒早已被医学专家们从血和粪便中分离出三种类型的抗原，依此将传染性肝炎分为甲型肝炎、乙型肝炎、非甲非乙型肝炎。甲型肝炎和乙型肝炎尽管对人体的危害不同，传染的途径也不同，但通过性交尤其是异常性行为，完全可以将病毒传染给性伴侣即男性同性恋者。通过他们的性接触，带有肝炎病毒的粪便会污染阴茎，再经手将病毒带入口内，也可以直接传染。

（四）性病影响生育

一旦感染性病，直接影响人的生育功能，即使侥幸生育，后代也很难健康发育。因为性病，女性可引起输卵管炎症，男性可引起睾丸的炎症，男女生殖器官发生病理性改变，使输送卵子和精子的道路阻塞而不能受孕，发生不孕症。

防治性病，首先要做的是了解性病和性传播的知识，洁身自爱，切莫盲目追求“性解放”“性自由”。一旦有性病染身，切莫隐瞒，彻底治疗才能解除肉体上和心灵上的痛苦。

二、性紊乱导致性病危及后代

1975 年世界卫生组织确定，把凡是由各种性行为传播的疾病都称为性传播疾病，简称 STD。当前性传播疾病已成为全世界性的严重社会经济问题和公共卫生问题。

现已知妇女在妊娠期感染了某些 STD 后可发生流产、死产、早产及胎儿畸形，新生儿出生后还可通过接触或吸入受到感染，显然 STD 的母婴传播已成为优生学领域内的一个重要课题，已感染 STD 的母亲是胎儿和绝大多数新生儿被感染的主要原因。传播途径可分为宫内、分娩过程及产后三种。母亲血循环中的巨细胞病毒、单纯病毒及梅毒螺旋体可通过胎盘进入胎儿血循环中，使胎儿发生血源性感染；分娩过程中的传播，主要是新生儿通过感染的产道时，直接接触或吸入产道内的分泌物而感染；产后传播是新生儿出生后吸入已感染的分泌物，如乳汁、唾液等而感染。常见的新生儿时期母婴传播疾病有梅毒、弓形体虫、风疹、巨细胞病毒感染和单纯疱疹。

（一）淋病的传播及危害

淋病在世界范围内流行甚广，在我国性传播疾病中占首位。

其临床表现为：男性有尿频、尿急、尿痛、尿道口流脓等。女性尿路刺激症状，外阴瘙痒、白带增多、宫颈充血及脓性分泌物。其合并症为：男性有前列腺炎、精囊炎及附睾炎；女性有淋菌性输卵管炎、盆腔炎、卵巢脓肿。

淋病是由淋球菌引起的泌尿生殖系统的化脓性感染。由于本病潜伏期短（平均3～5天），传染性强，可在短期内迅速蔓延，其后果严重，可导致女性不孕、男性不育和尿道狭窄以及失明等。因此，淋病被列为我国重点防治的性传播疾病之一。

淋病传播途径为：

性接触传播。淋病患者是传播淋病的主要传染源。有症状患者或无症状的细菌携带者均可通过性接触传播，成人淋病几乎都是通过性交感染。有极少数幼女可因性虐待而被感染。

非性接触传播。成人和儿童均可因接触患者的分泌物而受感染，如新生儿淋菌性眼炎多在通过母体产道时受感染，也可因接触被患者分泌物污染的衣裤、被褥、毛巾、浴盆、马桶圈等物品被感染。此外还可通过医务人员的手和器具引起医源性感染。妊娠妇女患淋病，还可以引起羊膜腔内感染危及胎儿。

（二）非淋菌性尿道炎的传播及危害

非淋菌性尿道炎是由性接触传染的一种尿道炎，在临床上有典型尿道炎的表现，但在尿道分泌物中查不到淋病双球菌，因此而得名。由于女性患此病时既有尿道的炎症，又有子宫颈的炎症，故称非淋菌性宫颈炎，临床上还统称为非特异性生殖道感染。

其临床表现为：尿道刺痒，烧灼感，伴有尿频、尿痛和排尿困难。男性有尿道黏液性分泌物；女性白带多，下腹不适，宫颈炎。非淋菌性尿道炎还会引起严重的合并症，如附睾炎、输卵管炎、宫外孕和不孕症等。

20 世纪 60 年代以来，该病的发病人数迅速增加，在欧美国家已超过淋病，跃居首位。许多发达国家估计每年的发病人数约占尿道炎病人总数的 50% 以上，我国近年来病例数也增长迅速，已引起人们的普遍关注。

非淋菌性尿道炎的传播途径如下：

性接触传播。通过与患者性交而被感染，年轻人感染率较高，性伴侣越多者其感染机会也越大。

母婴传播。沙眼衣原体可以经母亲产道传染，引起婴儿眼结膜炎、肺炎、鼻炎、中耳炎和女婴阴道炎。

非性接触中的传播。少数非淋菌性尿道炎可通过密切接触感染，主要由阴道毛滴虫、白色念珠菌、单纯疱疹病毒感染所致。

（三）梅毒的传播及危害

梅毒是由苍白螺旋体引起的一种慢性传播疾病，几乎可侵犯全身各器官，并产生多种多样的症状和体征。

其临床表现为：I 期梅毒为硬性下疳，直径 1 ~ 2 厘米，圆形或椭圆形表面轻度糜烂或浅溃疡，少许分泌物，不痛不痒，单发或多发，常见部位为外生殖器，可自行消退。Ⅱ期梅毒为多形态皮疹，对称泛发，手和足趾易见暗红斑或脱屑性斑丘疹，外阴及肛周出现扁平湿疣，虫蚀样脱发。口腔出现黏膜斑。Ⅲ期梅毒为结节性皮疹，近关节结节，皮肤、黏膜、骨骼树胶样肿。消化系统累及肝脏；心血管系统受累以单纯性主动脉炎、主动脉闭锁不全和主动脉瘤多见；神经系统则以脑膜炎、脊髓痨和麻痹性痴呆多见。

梅毒还可以多年无症状而呈潜伏状态。

感染了梅毒，损害男女双方的身心，影响生育，有的终身不育，即使怀孕，也会通过胎盘传给下一代，使婴儿代父母受过，承受不应有的先天缺陷的惩罚。为此，患有性病的人应及时治疗。妊娠期感染了梅毒，应立即终止妊娠，以对后代、家庭、社会负责。

梅毒传播途径为：

性接触传播。是最主要的传播途径，未经治疗的病人在感染后的1～2年内传染性强，随着病期的延长，传染性越来越小。

胎盘传播。患梅毒的孕妇可以通过胎盘感染胎儿，一般认为感染发生在妊娠4个月以后。孕妇病期越短，对胎儿造成的损害也越严重。

其他途径。少数病人是通过性接触以外的途径被感染。如接吻、哺乳。接触被污染的日常用品（如衣服、毛巾、剃刀、餐具及烟嘴等）也可传染。此外，输血也可导致梅毒传播。

（四）尖锐湿疣的传播及危害

尖锐湿疣是由某些类型的人类乳头瘤病毒引起的增生性疾病，又称尖锐湿疣、生殖器疣或性病疣。

其临床表现为：皮肤上多有粉红、大小不等、质软的赘生物，外形呈丘疹状、乳头状、鸡冠状或菜花状，可相互融合，表面柔软粗糙易出血。部位男性主要是在冠状沟、包皮、尿道口、龟头；女性在阴唇、尿道口、阴道、处女膜、宫颈及肛门、会阴部。自觉局部瘙痒或无症状，女性可伴白带增多。

此症在性活跃的人群中多发，是通过性接触感染，目前已被公认为常见的性传播疾病之一。尖锐湿疣与某些癌症有一定联系，日益为人们所重视，由于其在人体温热湿润条件下最易生长繁殖，因此生殖器及肛门部位最易尖锐湿疣感染。

尖锐湿疣传播途径：

性接触传播。这是最主要的传播途径。若与尖锐湿疣患者性交，约有 2/3 的人会被感染，病期在 3 个月左右者的传播性最强，因而在性乱者之间也最容易感染和传播。此外，儿童有时会因遭遇性虐待染上此病。

非性接触传播。少数情况下，有可能通过接触污染物品如内裤、浴盆、毛巾等被感染，或在家庭中通过非性行为的密切接触而传播。

母婴传播。指分娩过程中，胎儿经过感染此症的母亲的产道或在出生后与感染母亲亲密接触而被感染。

（五）生殖器疱疹的传播及危害

这是由单纯疱疹病毒Ⅱ型引起的一种性病。此病初发症状较重，且易复发，女性感染之后可引起流产和新生儿死亡。

临床表现为：生殖器或肛周丘疹，变成小水疱可破溃，伴疼痛。可在原来部位反复发作多次。

生殖器疱疹传播途径：

生殖器疱疹的传染源是患者和无症状的病毒携带者。由于病毒存在于男性的阴茎和尿道，女性的宫颈、阴道、尿道和外阴部。性交时生殖器官皮肤、黏膜表面受到摩擦，病毒颗粒通过微小裂隙进入皮肤和黏膜的角质细胞。病毒在细胞核内复制，并播散到周围的细胞，使感染的表皮细胞遭到破坏，引起表皮损伤。

患者感染之后，体内产生抗体。有些病毒被宿主的免疫反应过程所清除，但有些残存的病毒经周围神经轴索传入骶神经节而长期潜伏。由于神经细胞缺乏病毒繁殖所需要的特异性转录酶，因而病毒的基因组在神经细胞内保持静止不动。只有当外伤、感染、月经和受冷等刺激时，神经细胞中出现此酶，病毒才再次活动，并沿受累神经根下行返回至经常受累部位的皮肤和黏膜，因此，临床上常见复发。

（六）艾滋病被称为“超级癌”

艾滋病，是一种获得性免疫缺陷综合征，简称 AIDS，自 1981 年首先在美国被发现以来，已成为对人类健康威胁最为严重的性传播疾病之一。

艾滋病是感染了人类免疫缺陷病毒所致，1984 年，美国和法国分别成功地从 AIDS 病人身上分离出了 HIV。HIV 主要是侵袭血液中承担部分免疫功能的 T 辅助淋巴细胞，从而造成免疫系统的损害，直至彻底崩溃。HIV 可以潜伏在人体内很长一段时间（6 个月 ~ 10 年或更长）而不一定马上产生临床症状。

我国自 1985 年报道首例 HIV 感染者以来，感染人数逐年增加，疫情正在由沿海向广大内地、由城市向农村迅速蔓延，形势十分严峻。

其临床表现：大多数 HIV 感染者一开始没有任何症状，一小部分感染者在感染 HIV 后 2 ~ 4 周会出现类似感冒的症状，如发热、疲倦、全身不适、咳嗽、腹泻、浅表淋巴结肿大，有时还会有皮疹。这类症状一般持续 1 ~ 2 周后便自然消失。从感染 HIV 到发展成 AIDS，一般要经过 3 ~ 5 年的时间，短者约

6个月到1年，长者可达10年以上。只有经过检验才能知道是否染上了HIV，HIV感染者的血液、精液、阴道分泌物、乳汁、伤口渗出液中含有大量的HIV，有很强的传染性，输入其血液或与之性交就会受到感染。

当HIV感染者的免疫系统受到病毒的严重破坏，无法继续维持最低的抗病能力时，便发展成艾滋病病人。大多数艾滋病人出现不明原因的长期低热、盗汗、恶心、呕吐、食欲不振、乏力和消瘦，短期内体重下降达三分之一以上，还可出现不规则的慢性腹泻，有的病人会有较严重的腹痛，也可出现呕血、便血、慢性咳嗽、全身淋巴结肿大、头晕、头痛、智力减退、反应迟钝等。AIDS病人同时最容易感染一些其他疾病，如卡氏肺囊虫肺炎、隐孢子球菌性肠炎以及结核病、乙型肝炎等。AIDS晚期还容易得卡波西氏肉瘤，经扩散引发其他疾病如肝癌、肾炎等。

HIV可以通过无症状的HIV感染者传播，也可以从AIDS患者传给他人。

艾滋病传播模式：

性传播。通过性交或捐精途径传播。

血液传播。通过血制品以及器官或组织移植而传播，与他人共用污染的针头也是重要的传播途径。接受被污染的血液和血制品也可传播。

垂直传播。又叫母婴传播，即HIV从阳性母亲传播给其胎儿或婴儿。感染HIV的妇女，可以在怀孕期间通过胎盘或在生产过程中将该病毒传给胎儿。此外，HIV也存在于母乳之中，因此，HIV阳性的妇女分娩之后应避免哺乳。

此病目前是以预防为主，预防措施主要有：推广使用安全套预防，避免与患者或带病毒者及其分泌物、排泄物接触；对怀疑已受感染者应实行严格的隔离与监测；不用污染的针头及注射器；禁止未经处理的血液制品进口，加强国境检疫；加强对艾滋病知识的宣传教育，强调洁身自爱，避免混乱的两性关系；加强与国际艾滋病专业机构的联系与合作，了解艾滋病防治的信息与经验。

附录一：

病残儿医学鉴定管理办法

（2002 年 1 月 18 日国家计生委令第 7 号发布）

第一章　总　则

第一条　为加强病残儿医学鉴定管理工作，落实计划生育政策，提高出生人口素质，根据《计划生育技术服务管理条例》及国家其他有关法律、法规，制定本办法。

第二条　凡居住在中华人民共和国境内的中华人民共和国公民，其生育的子女因各种原因致病、致残，要求再生育而申请病残儿医学鉴定的，均适用本办法。

第三条　本办法中的病残儿是指因先天（包括遗传性和非遗传性疾病）或后天患病、意外伤害而致残，目前无法治疗或经系统治疗仍不能成长为正常劳动力的。

第四条　病残儿医学鉴定是指病残儿医学鉴定的专门组织，运用现代医学知识、技术和手段，对被鉴定者作出是否为病残及其程度的鉴定结论，并根据《病残儿医学鉴定诊断标准及其父母再生育的指导原则》提出相应的指导意义。

第五条　国家计划生育委员会负责全国病残儿医学鉴定管理工作，省、设区的市级计划生育行政部门负责辖区内病残儿医学鉴定的组织实施、管理和监督工作。

第二章　鉴定组织

第六条　省级和设区的市级计划生育行政管理部门建立病残儿医学鉴定专家库，专家库成员由计划生育行政部门聘请认真负责、秉公办事、技术水平高、临床经验丰富、热心计划生育事业、具有副高级以上医学专业技术职称的相关专业人员组成。每次鉴定前根据申请鉴定的数量和病种的分类，从专家库中抽取专家设若干鉴定组，每个鉴定组由5名以上专家组成，每个鉴定组设组长1名，副组长1~2名。

第七条 鉴定组在计划生育行政部门领导下，履行以下职责：

（一）审查申报病残儿医学鉴定的材料是否完备、真实可靠，提出需要补充的有关资料；

（二）进行病残儿医学鉴定，现场实施体格检查并确定相关的辅助检查项目，提出疾病诊断（包括病名、病因、遗传方式）、病残程度、再生育子女出生缺陷再发风险分析，并根据指导原则，提出是否可以再生育及产前诊断建议；

（三）对暂时难以明确诊断和需要治疗观察的病例，提出处理意见和再次鉴定的时间；

（四）为被鉴定者的父母、亲属做好医学咨询服务；

（五）总结病残儿医学鉴定工作情况，提出改进鉴定工作的建议；

（六）对本级计划生育行政部门委托的本次病残儿医学鉴定负责。

病残儿医学鉴定专家在鉴定期间履行职责。非鉴定期间，任何机构和个人的意见不作为病残儿医学鉴定的依据。

第八条 鉴定组确定的有关辅助检查项目，应在计划生育行政部门指定的计划生育技术服务机构或医疗机构进行。

第九条 鉴定工作由组长或副组长主持。鉴定诊断、鉴定结论必须由鉴定组集体讨论作出。不同意见应当如实记录。参加鉴定的成员应当在鉴定结论上署名，并加盖鉴定专用章。

第三章 鉴定申请与审批

第十条 凡认为其子女有明显伤残或患有严重疾病，符合法律、法规规定条件，要求安排再生育的，均可申请病残儿医学鉴定。

第十一条 申请病残儿医学鉴定原则上应向女方单位或女方户籍所在地的村（居）委会提出书面申请，并提交户口簿、有关病史资料及县级以上地方人民政府计划生育行政部门规定的其他资料。

第十二条 单位或村（居）委会对申请病残儿医学鉴定者的情况进行初步审核，出具书面意见，加盖公章，在接到申请材料之日起20个工作日内报女方户籍所在地的乡（镇、街道）计划生育管理部门。

第十三条 乡（镇、街道）计划生育管理部门应对申请病残儿医学鉴定者的情况进行再次核实并进行必要的社会和家系调查后，在病残儿医学鉴定申请表上签署意见，加盖公章，并在接到申报材料之日起20个工作日内报县级计划生育行政部门。

第十四条 县级计划生育行政部门负责审查申请鉴定的材料是否完备和真实可靠，并签署意见，加盖公章，于鉴定日前30个工作日将所有材料上报设区的市级计划生育行政部门。

第十五条 设区的市级计划生育行政部门根据情况半年或一年组织一次鉴定。

第十六条 受当地医疗技术条件限制不能作出鉴定结论的，由设区的市级鉴定组提出进行省级病残儿医学鉴定的书面意见，经同级计划生育行政部门核准后，申请省级鉴定。

第十七条 当事人对设区的市级鉴定组所做的鉴定结论有异议的，在接到鉴定结论通知书之日起1个月内，可向设区的市级计划生育行政部门申请省级鉴定。

设区的市级计划生育行政部门应在收到当事人提交的省级鉴定申请后30个工作日内将有关资料上报省级计划生育行政部门。

第十八条 省级计划生育行政部门根据情况定期对申请再鉴定者组织鉴定。省级鉴定为终局鉴定。

第十九条 省级或设区的市级计划生育行政部门将鉴定结果以书面形式于30个工作日内逐级通知县级计划生育行政部门及申请鉴定者。

第四章　管理监督与法律责任

第二十条 负责病残儿医学鉴定的各级计划生育行政部门建立健全档案管理制度。病残儿医学鉴定资料由作出鉴定结论的同级计划生育行政部门长期保存。县级以上计划生育行政部门应对再生育子女健康状况进行随访登记。

第二十一条 病残儿医学鉴定的费用（包括鉴定费和辅助检查费）由申请者自理，收费标准由各省、自治区、直辖市物价部门核定。

第二十二条 鉴定组织依法独立开展工作，任何组织和个人不得干涉鉴定工作。

病残儿医学鉴定涉及的家系调查、社会调查和医学鉴定均实行回避制度。

第二十三条 在病残儿医学鉴定过程中有下列行为之一者，由其所在单位给予行政处分，依据有关法规给予经济处罚，情节严重构成犯罪的，由司法机关追究刑事责任：

（一）为当事人提供伪证或出具假医学诊断证明的；

（二）收受贿赂或向当事人索取财物的；

（三）鉴定人员弄虚作假，徇私舞弊，提供不实材料，导致不正确鉴定结论的；

（四）未经正常医学鉴定程序随意作出维持或变更原鉴定结论的；

（五）有其他严重妨碍鉴定工作行为的。

第五章　附　则

第二十四条　省级计划生育行政部门可根据本地实际情况制定实施本办法的补充规定。病残儿医学鉴定申请表、鉴定结论通知书由省级计划生育行政部门自行制定，报国家计划生育委员会备案。

第二十五条　本办法由国家计划生育委员会负责解释。

第二十六条　本办法自发布之日起施行，国家计划生育委员会于1990年9月30日发布的《独生子女病残儿医学鉴定诊断暂行管理办法》同时废止。

附录二：

病残儿医学鉴定诊断标准及其父母再生育的指导原则

一、非遗传性疾病因患非遗传性疾病致残，其父母再生育一般不会发生相同疾病。

（一）呼吸系统疾病

1. 支气管扩张并发肺脓肿、肺气肿，严重影响肺功能并出现肺功能不全，经胸部X线或支气管造影以及肺功能检查证实，不能手术或手术后不能恢复正常功能者。

2. 特发性肺含铁血黄素沉着症，经胸部X线片和实验室检查证实，并出现肺功能不全者。

3. 严重的支气管哮喘、慢性肺炎伴有肺源性心脏病，有典型临床表现，反复发作，经胸部X线、心电图、血气分析等检查证实伴肺气肿和肺、心功能不全者。

4. 鼻、咽、喉呼吸道严重畸形，严重影响生理功能，手术治疗不能矫正者。

5. 严重胸廓畸形、胸膜病变、肺囊肿等不能手术或手术后两年仍影响肺功能者。

（二）消化系统疾病

1. 先天性消化道畸形及各种原因引起的消化道损伤，经X

线检查证实，不能手术或手术后仍严重影响正常发育，不能成为正常劳动力者。

2. 肝硬变，经临床和各种辅助检查证实。经过两年以上系统治疗，肝功能仍有严重障碍者。

（三）心血管系统疾病

1. 非遗传性心血管畸形，如：严重的法洛氏四联症、房间隔缺损、室间隔缺损、完全性大动脉转位等，有青紫、缺氧、心衰等典型临床表现，经心脏检查和X线、心电图、超声心动图、心导管、心血管造影等检查证实，不能手术或手术效果不佳者。

2. 风湿性心脏病，有典型症状和体征，经X线、心电图、超声心动图等项检查证实可以确诊者。

3. 感染性心肌炎，有典型症状和体征，经两年以上系统治疗，仍遗留重度心律失常及心功能不全者。

4. 原发性心肌病，有临床症状和体征，并有心衰，经X线、心电图、超声心动图等项检查证实可以确诊者。

5. 其他心脏疾病，已出现心功能不全，经两年以上系统治疗未愈者。

（四）泌尿生殖系统疾病

1. 严重泌尿生殖系统畸形及发育不全，影响生理功能，不能手术或手术后不能恢复功能者。

2. 各种病因所致的慢性肾功能障碍，经两年以上系统治疗仍无效者。

3. 肾病综合征，有典型临床表现，并经化验检查证实，经两年以上系统治疗未能缓解或发展成为慢性肾衰者。

4. 肾血管性高血压，有高血压为主的症状和体征，经核素肾图、肾动脉造影、血浆肾素活性测定等项检查证实，手术治疗无效者。

（五）血液系统疾病

1. 再生障碍性贫血、溶血性贫血、特发性血小板性紫癜等，有典型临床表现，并有周围血象和骨髓象检查证实，经两年以上系统治疗无效者。

2. 各种白血病，有典型临床表现，经周围血象和骨髓象或其他检查证实者。

（六）结缔组织疾病

结缔组织疾病，如：皮肌炎、系统性红斑狼疮、结节性多动脉炎、风湿热等，经两年以上系统治疗无效，并造成组织器官损害或肢体功能障碍者。

（七）神经系统疾病

1. 各种神经系统疾病造成的残疾，伴有严重的神经功能障碍及中度以上智力低下，经智商测定，智商指数低于55分者。

2. 脑炎、脑膜炎、脊髓灰质炎、脊髓炎等疾患造成严重后遗症和神经功能障碍，有确切的病史、症状和体征，经其他辅助检查证实者。

3. 大脑发育不全、脑积水、脑性瘫痪，有典型的症状和体征，经检查证实，不能成为正常劳动力者。

4. 脑、脊髓血管畸形，有症状和体征，经辅助检查证实，不能手术或手术后效果不佳者。

5. 继发性癫痫，有明显病因和两年以上详细病史，经系统治疗无效，发作频繁，经脑电图及其他检查证实者。

（八）内分泌疾病

1. 非遗传性的垂体性侏儒、垂体性巨大畸形、散发性克汀病、儿童期甲状腺功能低下者，有典型症状和体征，经实验室检查证实，已严重影响发育，不能治疗或经两年以上系统治疗无效者。

2. 地方性克汀病，其疾病严重程度同散发性克汀病，但再现率高，一般不宜再生育，其母亲经系统治疗有效后，可考虑再生育。

（九）运动系统疾病

各种因素引起的骨骼系统畸形、关节运动障碍、脊柱和肢体残疾等，不能正常活动，严重影响生长发育，经两年以上系统治疗无明显效果或不能手术矫正，不能成为正常劳动力者。

（十）后天性眼、耳疾病

1. 各种后天性原因造成盲（含单盲）、聋、哑者。

2. 外伤或其他眼疾所致的视力障碍，经治疗，双眼矫正视力仍低于0.3，或一眼视力低于0.2，另一眼视力在0.5以下，生活难以自理者。

（十一）其他疾病

1. 经各种检查证实，目前无法治疗或经系统治疗后效果仍不佳的疾病，并严重影响生理功能，不能成为正常劳动力者。

2. 各种恶性肿瘤、恶性组织细胞病、组织细胞增生症等，有典型临床表现，经各种检查证实者。

3. 大面积烧伤、烫伤、外伤、血管瘤、黑痣等，严重影响功能，不能手术矫正治疗或治疗效果不佳者。

二、遗传性疾病

子女患有下列遗传性疾病致残不能成长为正常劳动力者，根据遗传方式和能否做产前诊断等因素，按指导原则，综合判断确定是否适宜再生育。无家族史者不一定不是遗传病，如隐性连锁遗传，隔代才能够完全表现出来，故家族史不能只看父母兄弟姐妹，还需扩大范围了解其祖父母、外祖父母、伯、叔、姑、舅、姨、堂表伯叔舅姨，绘出系谱图。有些隐性遗传疾病由于群体基因频率高，虽然血缘关系很远，有时也会偶合而使子女致病，必须了解双方家族史。

（一）常染色体显性遗传病

1. 常见病种：如软骨发育不全、缺指、并指症、成骨发育不全、马凡氏综合征、先天性外耳道闭锁、下颌面骨发育不全、先天性肌强直、扭转性痉挛、周期性麻痹、家族性多发性肠息肉、膀胱外翻、多囊肾（成年型）、神经纤维瘤、肾性糖尿病、结节性硬化症、先天性小角膜、先天性无虹膜、先天性白内障、视网膜母细胞瘤、先天性球形红细胞增多症、地中海贫血、鱼鳞病、遗传性血管神经性喉水肿、可变性红斑角化症、遗传性出血性毛细血管扩张症、慢性进行性舞蹈病、毛发红糠疹、特发性致纤维化肺泡炎等。

2. 指导原则

(1) 病残儿的父母之一患病者，其再发风险率很高(50%)。对无可靠产前诊断方法者，不宜再生育。

(2) 病残儿父母正常，家系调查又除外家族遗传病史，可能为基因突变所致，再发风险率较低，可考虑再生育。

(二) 常染色体隐性遗传病

1. 常见病种：如白化病、苯丙酮尿症、半乳糖血症、糖元储积症、低磷酸酯酶症、神经鞘磷脂储积症、粘多糖储积症(Ⅱ型以外的各型)、同型胱氨酸尿症、尿黑尿酸症、家族性黑蒙性痴呆、肝豆状核变性、先天性聋哑、小头畸形、多囊肾(婴儿型)、先天性再生不良性贫血、先天性肾病综合征、进行性肌营养不良（脐带型)、劳蒙毕综合征、恶性贫血（先天型)、遗传性小脑性共济失调、先天性青光眼、先天性小眼球、先天性全色盲、视网膜色素变性、着色性干皮病、垂体性侏儒、早老症、肝脑肾综合征、遗传性 Q—T 延长综合征、心内膜弹力纤维增生症、婴儿型遗传性粒细胞缺乏症、婴儿型进行性脊肌萎缩症、肺泡微结石症、肺泡性蛋白沉淀症、散发性克汀症等。

2. 指导原则

(1) 病残儿的父母外表虽然正常，但都是致病基因携带者，所生子女每胎都有 25% 的发病机会，50% 为携带者，再发风险率很高。对无可靠产前诊断方法者，不宜再生育。

（2）对新生儿期可以预防的病种：如苯丙酮尿症、半乳糖血症、散发性克汀病等，如第一胎由于某些原因已造成不可逆智力低下的，有条件进行新生儿筛查和实验室检查的，可考虑再生育，但生后必须作筛选和实验室检查。若是病儿，应及时用药和饮食治疗；无早期筛查和诊断治疗条件的，不宜再生育。

（三）X 连锁隐性遗传病

1. 常见病种：如进行性肌营养不良（Duchenne 型）、血友病（甲、乙型）。无丙种球蛋白血症、无汗性外胚层发育不良、粘多糖储积症（Ⅱ型）、自毁容貌综合征、肾性尿崩症、慢性肉芽肿、导水管阻塞性脑积水等。

2. 指导原则

（1）X 连锁隐性遗传病的再发风险率很高，每胎男性有 50% 机会发病，女性有 50% 机会为携带者，不宜再生育。

（2）对于 Duchenne 型进行性肌营养不良，甲或乙型血友病等能做产前诊断的疾病，依产前诊断的结果确定是否适宜再生育，无产前诊断条件的，不宜再生育。

（3）母系家族（舅、外甥、姨表兄弟）无发病者，病儿可能是基因突变所致，可考虑再生育。

（四）X 连锁显性遗传病

1. 常见病种：如抗维生素 D 佝偻病、遗传性肾炎、先天性眼球震颤、葡萄糖—6—磷酸脱氢酶缺乏症等。

2. 指导原则

（1）病残儿的一级和二级亲属均无病时，可能是基因突变所致，再发风险率比较低，可考虑再生育。

（2）病残儿母亲患病时，每胎子女各有50%机会患病，再发风险率高，不宜再生育。

（3）病残儿的父亲患病时，每胎女性患病，男性则全部正常，经产前诊断可考虑生育男性第二胎。无产前诊断条件的，不宜再生育。

（五）多基因遗传病

1. 常见病种：如先天性心脏病、小儿精神分裂症、家族性智力低下、脊柱裂、无脑儿、少年型糖尿病、先天性肥大性幽门狭窄、重度肌无力、先天性巨结肠、气道食道瘘、先天性腭裂、先天性髋脱位、先天性食道闭锁、马蹄内翻足、原发性癫痫、躁狂抑郁精神病、尿道下裂、先天性哮喘、睾丸下降不全、脑积水等。

2. 指导原则

（1）动脉导管未闭、先天性肥大性幽门狭窄、先天性巨结肠、先天性腭裂、先天性髋脱位等，手术效果较好，不宜再生育。

（2）对脊柱裂、无脑儿等可做产前诊断的病种，原则上可考虑再生育，但须在产前诊断监测下，无产前诊断条件的，不宜再生育。

（3）不能做产前诊断的病种，做家系调查。一、二级亲属无病发者，再发风险率低于5%，可考虑再生育；一、二级亲属为相同疾病患者，再发风险率高于10%，不宜再生育。

（六）染色体病

1. 常见病种：如21—三体综合征、13—三体综合征、18—三体综合征、猫叫综合征、杜纳氏综合征、克氏综合征、不平衡重排及脆性X综合征等。

2. 指导原则

（1）染色体病的病儿，应同时进行父母染色体检查，正常时可考虑再生育，但须经产前诊断为正常胎儿者。

（2）染色体病的病儿，若其父母之一为同源染色体易位携带者，再发率为100%，不宜再生育；若其父母之一为非同源染色体易位携带者，可考虑再生育，但须经产前诊断为正常胎儿者。无产前诊断条件的，不宜再生育。

三、其他

1. 上述以外的其他遗传病或遗传性质难以确定的疾病，应组织会诊，将初诊意见、全部检查资料与家系调查资料一起上报省级病残儿医学鉴定组进一步确诊。

2. 病残儿父母患有严重疾病，如传染性肝炎、肺结核、性病、艾滋病（AIDS）、心脏病、原发性血小板减少性紫癜、糖尿病、甲状腺功能亢进、癫痫、恶性肿瘤等，从指导原则考虑，在治愈前不宜再生育。批准再生育指标后，应在计划生育技术服务、医疗保健部门指导下生育，进行咨询和避孕、孕期检查。

图书在版编目(CIP)数据

诞生幸福:专家谈生殖健康与优生/王黎娜,白莉等编著.—北京:中国社会出版社,2009.3

(城乡社区健康管理丛书/钱信忠,李艳芳主编)

ISBN 978-7-5087-2237-5

Ⅰ.诞… Ⅱ.①王…②白… Ⅲ.①生殖医学—基本知识 ②优生优育—基本知识 Ⅳ.R339.2 R169.1

中国版本图书馆 CIP 数据核字(2009)第 029637 号

丛 书 名:城乡社区健康管理丛书
主　　编:钱信忠　李艳芳
书　　名:诞生幸福:专家谈生殖健康与优生
编　　著:王黎娜　白　莉
责任编辑:李春园　刘云燕

出版发行:中国社会出版社　**邮政编码**:100032
通联方式:北京市西城区二龙路甲 33 号新龙大厦
电　　话:(010) 66080300　66083600　66085300　66063678
电　　传:(010) 66051713　**邮 购 部**:(010) 66060275
网　　址:www.shcbs.com.cn
经　　销:各地新华书店

印刷装订:北京华创印务有限公司
开　　本:145mm×210mm　1/32
印　　张:6.5
字　　数:140 千字
版　　次:2009 年 4 月第 1 版
印　　次:2014 年 3 月第 3 次印刷
定　　价:12.00 元